DESCOMPLICANDO A ENDOMETRIOSE

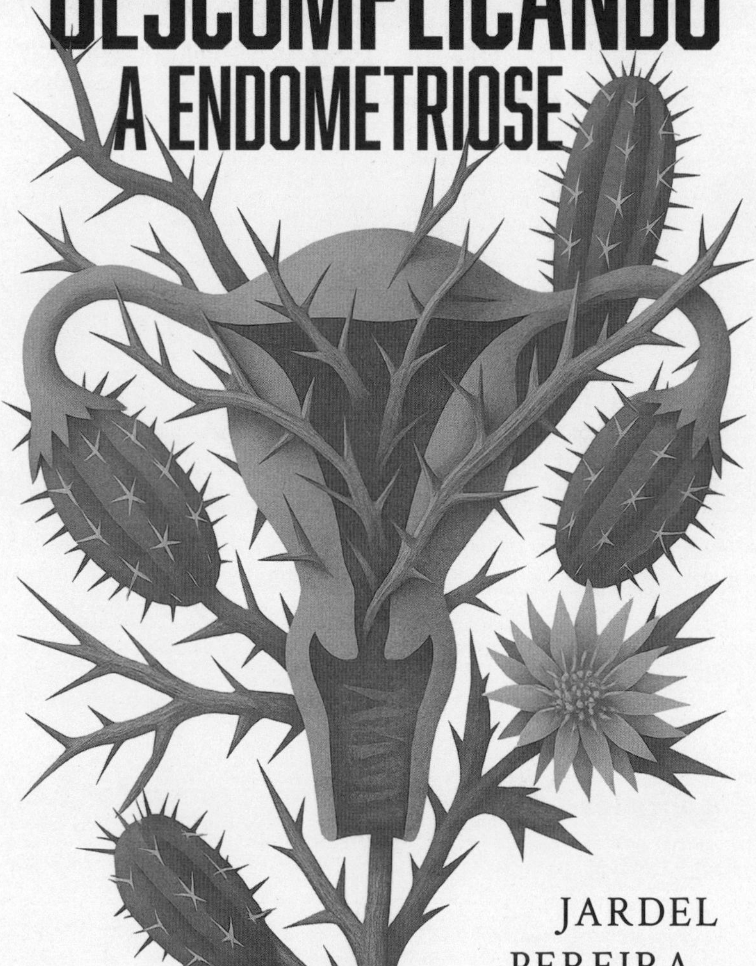

JARDEL PEREIRA SOARES

Labrador

Coordenação editorial Pamela J. Oliveira
Assistência editorial Vanessa Nagayoshi, Leticia Oliveira
Direção de arte e capa Amanda Chagas
Projeto gráfico Vinicius Torquato
Diagramação Emily Macedo Santos
Preparação de texto Lígia Alves
Revisão Marília Courbassier Paris

Dados Internacionais de Catalogação na Publicação (CIP)
Jéssica de Oliveira Molinari - CRB-8/9852

Soares, Jardel Pereira

Descomplicando a endometriose / Jardel Pereira Soares.
São Paulo : Labrador, 2025.
224 p.

ISBN 978-65-5625-910-9

1. Ginecologia 2. Endometriose I. Título

25-3181 CDD 618.146

Índice para catálogo sistemático:
1. Ginecologia

Labrador
Diretor-geral Daniel Pinsky
Rua Dr. José Elias, 520, sala 1
Alto da Lapa | 05083-030 | São Paulo | SP
contato@editoralabrador.com.br | (11) 3641-7446
editoralabrador.com.br

SUMÁRIO

PREFÁCIO

Endometriose é uma palavra que, para muitos, ainda soa distante. Mas para milhões de mulheres é sinônimo de dor, silêncio, atrasos e frustração.

É uma doença que atravessa não apenas o corpo, mas a vida. Interfere nos relacionamentos, na fertilidade, no trabalho, no humor e na autoestima. E apesar de tudo isso, segue mal compreendida — tanto pela sociedade quanto, infelizmente, por muitos profissionais da saúde.

O livro que você tem em mãos é uma resposta a essa realidade. Mais do que um compêndio sobre uma doença, esta obra é um gesto de compromisso com a escuta, com a ciência e com o cuidado. Escrito com sensibilidade e profundo conhecimento, reúne informações atualizadas, histórias reais, orientações práticas e reflexões necessárias.

Este não é um livro apenas para paciente. É para todos: para quem vive com endometriose, para quem ama alguém que vive com ela, para quem cuida e para quem quer entender e transformar a forma como lidamos com a saúde da mulher.

Conheci o autor desta obra em um contexto especial: ele foi meu mentorado cirúrgico. Tive o privilégio de acompanhá-lo de perto durante sua formação técnica e vi nascer ali um profissional comprometido, com talento cirúrgico, rigor científico e, sobretudo, humanidade.

Aqui vale uma reflexão essencial: a formação tradicional em ginecologia, em muitos centros, não oferece o volume necessário de cirurgias minimamente invasivas — muito menos em casos complexos, como a endometriose profunda.

Por isso, mentorias cirúrgicas — presenciais e on-line — têm se mostrado transformadoras. Elas permitem o aperfeiçoamento técnico, padronizam procedimentos e aumentam a confiança do cirurgião. Mas mais do que isso, elas impactam a vida das pacientes, oferecendo cirurgias mais resolutivas, com menor morbidade e melhor recuperação pós-operatória.

O autor é fruto desse modelo. Um médico que soube aproveitar a formação para se tornar, ele mesmo, multiplicador de conhecimento e agente de transformação. Este livro é uma extensão desse movimento — e como toda obra importante, carrega em si o potencial de gerar mudanças.

Parabéns ao autor. E a você, leitor, desejo uma leitura envolvente, informativa — e transformadora.

Dr. Marcelo de Andrade Vieira
Cirurgião oncológico, triatleta e mentor de médicos.

APRESENTAÇÃO

Endometriose é uma palavra que, para muitas mulheres, traz uma sensação de dor, dúvidas e, muitas vezes, solidão. Para profissionais de saúde, "uma paciente complicada demais"; para empregadores e professores, pessoas descompromissadas, muito faltosas.

Embora a endometriose atinja milhões de mulheres em todo o mundo, ela ainda é cercada por tabus, diagnósticos tardios e um desconhecimento generalizado, tanto entre pacientes quanto profissionais de saúde.

Este livro nasceu da necessidade que vi durante minha prática clínica de mudar essa realidade, permitir que cada pessoa, ao folhear as páginas, encare a endometriose com um novo olhar e perspectiva. Ele foi escrito para você, mulher que busca respostas, que deseja entender o que está acontecendo com seu corpo e que quer retomar o controle da sua saúde e da sua vida. Foi também pensado para profissionais médicos e equipe multidisciplinar que recebem ou pretendem receber essas pacientes em seus consultórios, atendê-las e entendê-las em uma ou em todas as etapas dessa doença. É também para familiares, amigos, colegas de trabalho, enfim, todos aqueles que convivem com alguém diagnosticada com endometriose ou que está na busca de um diagnóstico. Porque enfrentar essa jornada exige não só força individual, mas também apoio coletivo.

Aqui, vamos descomplicar o que parece complexo. Explicaremos de maneira clara e acessível o que é a endometriose, como ela se desenvolve, quais são seus sintomas e como ela pode impactar a vida física, emocional, financeira e social dessas mulheres.

Falaremos sobre os caminhos para o diagnóstico, as opções de tratamento — desde medicamentos a cirurgias — e a importância de terapias complementares.

Vamos abordar e ajudá-lo entender por que cuidar da saúde mental é fundamental, a relevância do apoio familiar e os desafios enfrentados no ambiente de trabalho.

Ao longo do livro, você encontrará histórias reais de pacientes que tive o privilégio de acompanhar. Por questões éticas, trocamos os seus nomes, assim como o contexto das histórias, mas suas vivências — com seus desafios, frustrações e conquistas — foram mantidas na íntegra para ilustrar, de maneira prática, o que significa conviver com endometriose. Compartilharemos exemplos positivos e negativos, pois acreditamos que eles são fundamentais para que o leitor compreenda não só o impacto da doença, mas também os desafios enfrentados por nós, profissionais de saúde, na busca incansável por oferecer o melhor cuidado.

Mais do que um guia médico, este livro é um convite ao acolhimento. É uma conversa franca, respeitosa e, acima de tudo, esperançosa. Porque viver com endometriose é desafiador, mas, com a informação certa, cuidados adequados e apoio, é possível reencontrar a qualidade de vida e redescobrir o bem-estar.

Se você está iniciando essa jornada ou já caminha nela há algum tempo, saiba que este livro foi pensado com carinho para você. Que ele possa ser uma luz no caminho, uma fonte de conhecimento e, sobretudo, um lembrete de que você não está sozinha.

Com respeito e admiração,

Dr. Jardel Pereira Soares

1. O QUE É A ENDOMETRIOSE?

A endometriose é uma doença que afeta milhões de mulheres em todo o mundo, mas, apesar de sua prevalência, ainda é amplamente incompreendida e subestimada entre pessoas comuns e profissionais de saúde.

Em termos simples, a endometriose ocorre quando "o tecido semelhante ao endométrio", que é o revestimento interno do útero — aquele que a mulher descama a cada ciclo menstrual — cresce fora dele, ou seja, em locais onde não deveria estar. Essas localizações podem incluir os ovários, as trompas de Falópio, a superfície externa do útero, a bexiga e o trato urinário, o intestino e até mesmo áreas mais distantes, como o diafragma.

Esse tecido "fora de lugar" responde às alterações hormonais do ciclo menstrual, assim como o tecido do útero, que chamamos de endométrio. Isso significa que ele pode inflamar e sangrar a cada ciclo, podendo inclusive fazer ciclos independentes do ciclo propriamente dito. No entanto, como não há uma saída natural para esse sangue (pela via vaginal), ele pode causar inflamação, formação de tecido cicatricial, nódulos e aderências, que são faixas de tecido que podem unir órgãos que normalmente não deveriam estar conectados.

ADENOMIOSE: QUANDO A ENDOMETRIOSE ESTÁ DENTRO DO ÚTERO

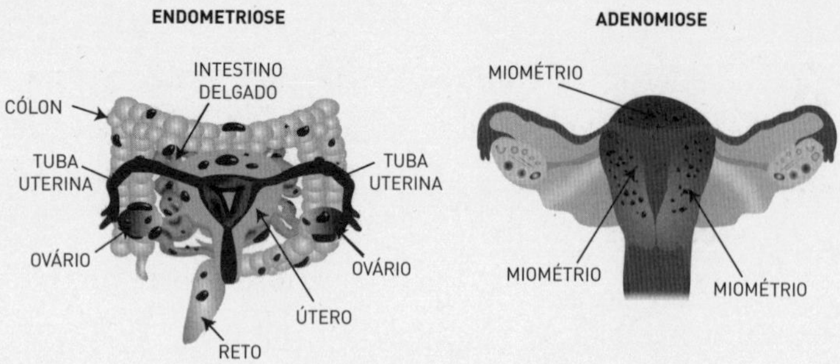

(Adaptado de Reproduce, 2023)

Uma condição relacionada que muitas vezes causa confusão é a adenomiose. Enquanto na endometriose o tecido semelhante ao endométrio cresce fora do útero, na adenomiose ele "invade a parede muscular do próprio útero". Em outras palavras, a adenomiose é como uma "endometriose interna". Gosto de colocar assim de forma simples para cumprir o objetivo de **informar de maneira clara**.

Na adenomiose, o tecido endometrial ectópico se aprofunda no miométrio, a camada muscular do útero, o que pode resultar em um útero aumentado de volume e em sintomas como menstruações dolorosas, sangramentos abundantes e sensação de peso na pelve.

Embora sejam condições distintas, a endometriose e a adenomiose compartilham características comuns: ambas são influenciadas por alterações hormonais e podem coexistir em uma mesma paciente. Estudos indicam que a adenomiose é mais comum em mulheres com idade **entre 35 e 50 anos**, mas também pode ser encontrada em mulheres mais jovens, especialmente aquelas que apresentam endometriose.

A adenomiose, assim como a endometriose, é uma doença historicamente negligenciada. Por muitos anos, acreditava-se que ela era exclusiva de mulheres que já haviam passado por partos. Hoje, com os avanços na tecnologia de imagem, como ultrassonografias transvaginais detalhadas e ressonâncias magnéticas, sabemos que a adenomiose pode afetar mulheres em qualquer fase da vida reprodutiva.

Por serem doenças muito parecidas, por vezes coexistindo simultaneamente, precisamos falar um pouco sobre elas. No entanto, neste livro vamos nos concentrar apenas na endometriose, assim poderemos seguir uma linha de raciocínio que seja de mais fácil compreensão para quem lê.

UMA DOENÇA ANTIGA E SUBESTIMADA

Tanto a endometriose quanto a adenomiose parecem ser temas recentes nos debates sobre saúde. Observo isso quando faço a anamnese das minhas pacientes, ou em rodas de conversa com pessoas comuns, em empresas ou escolas. O comentário é sempre o mesmo: "Doutor, que doença é essa? Parece uma praga, cada dia mais mulheres sofrendo com ela".

No entanto, registros históricos sugerem que essas condições existem desde os primórdios da humanidade. Escritos médicos da Antiguidade, incluindo textos do Egito e da Grécia Antiga, descrevem mulheres sofrendo de dores menstruais incapacitantes e infertilidade — sintomas frequentemente associados a essas doenças. Por séculos, essas queixas foram ignoradas ou atribuídas à "**histeria**", um termo usado para descrever distúrbios psicológicos nas mulheres, refletindo o preconceito e a falta de compreensão da época.

Parece tão distante, mas não raro em pleno século XXI vemos pessoas falarem sobre amigas, familiares ou pacientes dessa forma, comprovando que até bem pouco tempo a endometriose foi uma doença incompreendida. E se eu disser a você que ela ainda é? Explico isso no decorrer dos capítulos.

EPIDEMIOLOGIA: QUEM É AFETADA?

A endometriose não é uma condição rara. Estima-se que entre **10 e 15% das mulheres em idade reprodutiva** em todo o mundo tenham endometriose. Isso equivale a cerca de **190 milhões de pessoas**, de acordo com a Organização Mundial da Saúde (OMS), dessas, mais de **7 milhões de mulheres só no Brasil.**

Já a adenomiose tem uma prevalência estimada de **20 a 30% das mulheres em idade reprodutiva**, embora esse número possa ser ainda maior devido à dificuldade de diagnóstico. Muitas vezes os sintomas da adenomiose são confundidos com outras condições ginecológicas, como miomas uterinos, contribuindo para seu subdiagnóstico.

POR QUE ELAS ACONTECEM?

Embora a ciência tenha avançado significativamente, as causas exatas da endometriose e da adenomiose ainda não são completamente compreendidas.

No caso da **adenomiose**, uma das teorias sugere que microtraumas no tecido uterino, causados por menstruações repetidas ou intervenções como cesarianas e curetagens, podem permitir a infiltração de células endometriais na camada muscular. Outra hipótese é que a adenomiose seja resultado de uma falha no desenvolvimento embrionário do útero. Já as teorias da **endometriose** são:

- **Teoria da menstruação retrógrada (o sangue reflui do endométrio para a cavidade abdominal):** proposta por Sampson em 1927, é a teoria mais conhecida e amplamente aceita. Sugere que, durante a menstruação, o fluxo menstrual contendo células endometriais reflui pelas tubas uterinas (trompas de Falópio) para a cavidade abdominal, onde as células se implantam e crescem. Essa teoria, porém, não explica todos os casos, como os de endometriose em mulheres sem menstruação ou em locais distantes, como os pulmões.
- **Teoria da metaplasia celômica:** sugere que o epitélio celômico (tecido embrionário que reveste a cavidade peritoneal) pode se transformar em tecido endometrial sob estímulos hormonais ou inflamatórios. Essa teoria explicaria a ocorrência de endometriose em locais fora da cavidade pélvica.
- **Teoria da disseminação linfática ou hematogênica:** propõe que células endometriais podem ser transportadas pelo sistema linfático ou sanguíneo para locais distantes, explicando casos raros de endometriose em órgãos como pulmões e cérebro.
- **Teoria da indução:** uma variante da metaplasia celômica, sugere que substâncias liberadas pelo endométrio induzem células mesenquimais a se diferenciarem em tecido endometrial.

- **Teoria imunológica:** aponta falhas no sistema imunológico, que não seria capaz de reconhecer e eliminar as células endometriais fora do útero. Pacientes com endometriose frequentemente apresentam alterações imunológicas, como maior presença de macrófagos ativados e células NK menos eficazes. Essa teoria explica a associação da endometriose com a fibromialgia, a síndrome de Crohn e outras doenças autoimunes.
- **Teoria genética:** há evidências de predisposição genética, com maior prevalência de endometriose entre parentes de primeiro grau de pacientes afetados. Estudos identificaram genes que podem estar associados à doença. Podemos afirmar que parentes de pacientes com endometriose podem ter sete vezes mais chance de desenvolver a doença.
- **Teoria da progênese embrionária:** sugere que restos de tecido embrionário podem dar origem a implantes endometrióticos, explicando casos diagnosticados antes da menarca (primeira menstruação).

Achei importante descrever detalhadamente as teorias que explicam a origem da endometriose, porque as perguntas mais frequentes nos consultórios são: **da onde veio essa doença, a que se deve**? Existem muitos profissionais que afirmam veementemente que uma ou outra dessas teorias seria a "verdadeira verdade". No entanto, cientificamente falando, sem especulações, **ainda não há uma única teoria que explique de forma completa e coerente o diagnóstico da endometriose.**

Minha opinião sobre isso é que todas as teorias estão corretas; uma complementa a outra. Tendo em vista que a endometriose é uma doença com muitas facetas, seus fatores causais também poderiam ser. E vemos em outras doenças exatamente isso, várias alterações que levam à explicação de uma única patologia. A ciência com o tempo nos responderá. Quem sabe em uma edição futura deste livro possamos explicar mais afirmativamente a origem da doença.

UM QUEBRA-CABEÇA MÉDICO

Tanto a endometriose quanto a adenomiose continuam sendo doenças enigmáticas, que desafiam médicos e pesquisadores. Ambas impactam não apenas a saúde física, mas também a qualidade de vida, a parte emocional e social das pacientes.

Neste primeiro capítulo busquei introduzir a base para a compreensão dessas condições. A partir de agora vou me dedicar a desvendar um pouco mais da endometriose, falando um pouco sobre os sintomas, o diagnóstico e as maneiras de enfrentá-la, sempre com o objetivo de oferecer informações claras e acessíveis.

Acredito que com a compreensão, com o diagnóstico precoce, possamos diminuir a saga dessas pacientes que merecem atenção, cuidados e acima de tudo respeito.

2. OS SINTOMAS DA ENDOMETRIOSE E SEU IMPACTO

A endometriose é uma doença muitas vezes silenciosa, mas há casos extremamente graves, que gritam por atenção. Suas manifestações podem variar desde desconfortos leves até dores incapacitantes, afetando profundamente a vida das mulheres que convivem com ela.

Várias vezes fui chamado para dar um parecer médico e ao entrar no corredor já escutava gritos de dor. Existem pacientes que inclusive já se viciaram com o uso constante de opioides (drogas cada vez mais fortes usadas na tentativa de aplacar a dor).

No entanto, esses sintomas frequentemente são subestimados — pelas pacientes, pelas famílias e, em muitos casos, pelos próprios profissionais de saúde —, principalmente se eles são mais amenos e cedem com analgésicos e anti-inflamatórios comuns.

Estudos mostram que uma mulher com endometriose pode levar, em média, **7 a 10 anos** para obter o diagnóstico correto. Quando falamos de pacientes adolescentes, esse atraso pode variar de **12 a 14 anos.** Esse atraso reflete não apenas a falta de conhecimento sobre a doença, mas também uma abordagem inadequada nas consultas médicas, tanto na rede pública quanto na particular.

No meu consultório, quando uma paciente chega em busca de tratamento para um quadro de endometriose, a grande maioria refere já ter passado por vários profissionais em busca de ajuda (segundo a OMS, as pacientes passam por cinco profissionais antes de terem um diagnóstico preciso). Essas pacientes relatam que os comentários depois de exporem suas queixas são de que sentir dor durante a menstruação é normal, que isso vai passar após a primeira menstruação ou então após a primeira relação sexual.

A negligência inicial resulta em sofrimento prolongado para as pacientes, diagnósticos tardios e tratamentos que muitas vezes são paliativos e errôneos, gerando custos desnecessários para os sistemas de saúde.

Estudos indicam que, nos últimos 5 anos, o Brasil gastou aproximadamente R$ 44.733.913,88 no tratamento da endometriose, com o ano de 2018 registrando os maiores gastos.

A IMPORTÂNCIA DO EXAME FÍSICO NO DIAGNÓSTICO

Um dos passos mais negligenciados na identificação da endometriose após a anamnese (escutar a paciente e colher as queixas e todos os dados) é o exame físico. Atualmente é cada vez mais raro que ginecologistas realizem uma avaliação clínica detalhada, o que inclui o toque vaginal, a palpação de estruturas pélvicas e a identificação de nódulos, aderências ou áreas de dor localizada.

O exame físico direcionado pode ser uma ferramenta crucial para suspeitar da endometriose, especialmente quando há presença de sintomas como dispareunia (dor durante as relações sexuais), sintomas urinários e dor ao evacuar. Ele permite identificar claramente essas regiões afetadas, permitindo ao profissional especializado realizar um mapa mental do que pode estar comprometendo aquela paciente e já pensar em formas de tratá-la:

- **Nódulos em locais acessíveis ao toque**, como no fundo de saco posterior (próximo ao reto).
- **Sensibilidade aumentada em áreas específicas**, que pode indicar lesões profundas.
- **Sinais de aderência**, que deixam os órgãos pélvicos menos móveis durante a palpação.
- **Comprometimento do reto ou do septo retovaginal**, comum em casos de endometriose profunda.

Sem essa abordagem clínica, muitas pacientes passam despercebidas e são enviadas diretamente para exames complementares. Isso não apenas onera os sistemas de saúde como contribui para atrasos no diagnóstico, já que alguns exames podem não identificar todas as formas de endometriose — especialmente as lesões pequenas, que chamamos de endometriose superficial, assim como em pacientes mais jovens, como pré-púberes e púberes.

Uma crítica à ginecologia atual

O hábito de confiar exclusivamente em exames de imagem, como ultrassonografias ou ressonâncias magnéticas, está substituindo a prática do exame físico em consultório. Essa mudança, embora impulsionada pelo avanço da tecnologia, tem consequências negativas.

A ausência do exame físico não só prejudica o diagnóstico como desumaniza a consulta médica. O contato direto com a paciente, ouvir suas queixas, identificar áreas de dor e desconforto são passos fundamentais para construir uma relação de confiança e oferecer um atendimento mais eficiente.

Infelizmente, esse problema está presente tanto na rede pública quanto na particular. Na primeira, o tempo limitado das consultas e a sobrecarga de trabalho dos profissionais dificultam uma abordagem detalhada. Já na rede privada, a prática médica muitas vezes se resume à solicitação de exames de imagem de alta complexidade, que têm custos elevados e, em algumas situações, podem ser desnecessários.

Segundo dados do Ministério da Saúde, o custo médio de uma ressonância magnética pélvica com preparo intestinal — exame frequentemente solicitado para investigar endometriose — pode ultrapassar os **R$ 1.000,00 por paciente** no Sistema Único de Saúde (SUS). Além disso, não são raros os casos de exames inconclusivos, o que leva à repetição dos procedimentos e ao desperdício de recursos que poderiam ser investidos em outras áreas da saúde.

OS SINTOMAS DA ENDOMETRIOSE

A endometriose pode afetar diferentes órgãos, e seus sintomas dependem da localização e da gravidade das lesões. Os sinais mais comuns incluem:

- **Dismenorreia (cólica menstrual intensa):** mais de **70% das mulheres com endometriose** relatam dores menstruais que não respondem bem a analgésicos comuns.
- **Dor pélvica crônica:** presente em **50 a 60% das pacientes**, pode ocorrer em qualquer fase do ciclo menstrual.

- **Dispareunia (dor durante as relações sexuais):** cerca de **30 a 50% das mulheres com endometriose** relatam dor profunda durante ou após a relação sexual.
- **Disquezia** (dor para defecar): sintomas como dor ao evacuar, sangramento intestinal, evacuação incompleta, constipação e diarreia também são comuns.
- **Infertilidade:** cerca de **30 a 50% das mulheres com endometriose** enfrentam dificuldades para engravidar.
- **Fadiga e problemas emocionais:** a dor constante e as limitações impostas pela doença contribuem para quadros de ansiedade, depressão e isolamento social.
- **Disúria** (dor ao urinar): quadros de infecção urinária de repetição.
- **Dor escapular e tosse:** em caso de patologias envolvendo diafragma e pulmão.
- **Dor na parede abdominal cíclica:** em caso de endometriomas de paredes.
- **Dores irradiadas para membros inferiores e lombares**: em caso de envolvimento de raízes nervosas.

DIAGNÓSTICO PRECOCE: BENEFÍCIO PARA TODOS

Quando toda a sociedade tem conhecimento sobre a doença e suas manifestações, os profissionais de saúde despertam para a possibilidade de ser endometriose, mesmo que não tenham a habilidade técnica ou mesmo interesse em acompanhar e tratar essa patologia. O simples ato de pensar nessa possibilidade e encaminhar suas pacientes para alguém especializado em cuidar dessa doença daria a oportunidade de elas serem diagnosticadas rapidamente, evitando anos de sofrimento e custos desnecessários para o sistema de saúde.

Escutar a paciente com atenção na anamnese, exame físico, combinado com exames de imagem direcionados, é a base para um diagnóstico eficiente.

Além disso, identificar a endometriose precocemente permite tratamentos mais eficazes, reduzindo o impacto da doença e evitando complicações graves. Isso beneficia não apenas as pacientes, mas também o sistema de saúde como um todo, diminuindo os custos associados a tratamentos paliativos e internações frequentes.

Nos próximos capítulos, falarei mais sobre como o diagnóstico pode ser otimizado, os desafios enfrentados pelas pacientes e os caminhos para uma abordagem mais humana e resolutiva.

3. MÉTODOS DE DIAGNÓSTICO PARA ENDOMETRIOSE PÉLVICA

O diagnóstico preciso da endometriose é um dos pilares para o manejo adequado da doença.

Não é raro o questionamento das pacientes sobre o diagnóstico de endometriose. Elas fazem isso porque referem terem realizado exames de rotina periodicamente durante anos e nunca terem sido relatadas imagens que pudessem sugerir a presença de endometriose.

Nesses momentos, faço questão de parar a consulta com o objetivo de instruir mesmo, porque acho que a informação correta precisa ser compartilhada. Quanto mais as pacientes souberem como é feito o diagnóstico da doença, mais rápido chegaremos a diagnósticos precoces e seguros, não mais para elas, porque já estão ali comigo, mas para as pessoas entre as quais elas disseminarem essa nova informação precisa, correta. Explico que ultrassonografias pélvicas, transvaginais e/ou abdominais comumente **não conseguem visualizar e identificar focos de endometriose**.

Métodos de imagem, como a ultrassonografia com mapeamento de endometriose com preparo intestinal e a ressonância magnética com preparo intestinal e contraste, têm revolucionado a identificação das lesões profundas e do comprometimento dos órgãos pélvicos. Entretanto, esses exames devem ser realizados por profissionais capacitados, com equipamentos adequados e atenção aos detalhes técnicos. Qualquer falha nesse processo pode resultar em atrasos no diagnóstico, complicações cirúrgicas e, em última análise, riscos significativos para as pacientes.

Vale destacar um método revolucionário no diagnóstico da endometriose que já está em teste clínico na Austrália, o PromarkEndo, um exame de sangue que foi publicado em 2024 na revista *Human Reproduction*, enquanto eu escrevia este livro. Ele é capaz de detectar até dez proteínas que estão relacionadas à endometriose, tendo uma precisão de mais de 99% na detecção de doenças graves e de 85,7% em doenças em estágios iniciais. Esse método diagnóstico, provavelmente já no semestre de 2025, começará a ser produzido em larga escala e disponibilizado para outros países — e uma ótima notícia é que o Brasil, ao que tudo indica, está incluso.

Mesmo assim, a confirmação do diagnóstico, por exemplo, com o PromarkerEndo, não nos eximirá de solicitar a realização de exames mais específicos para ver o estágio e o avanço da doença.

Deixarei aqui uma ressalva para você, colega médico, que solicitará os exames, descreva o seu achado clínico detalhado, suas suspeitas e o que você deseja se certificar com aquele exame (lembre-se: a clínica é soberana; a imagem é exame COMPLEMENTAR). Tive um professor, hoje amigo, Dr. Aurélio Costa, que diz: "Você não saberá encontrar se não souber o que está buscando".

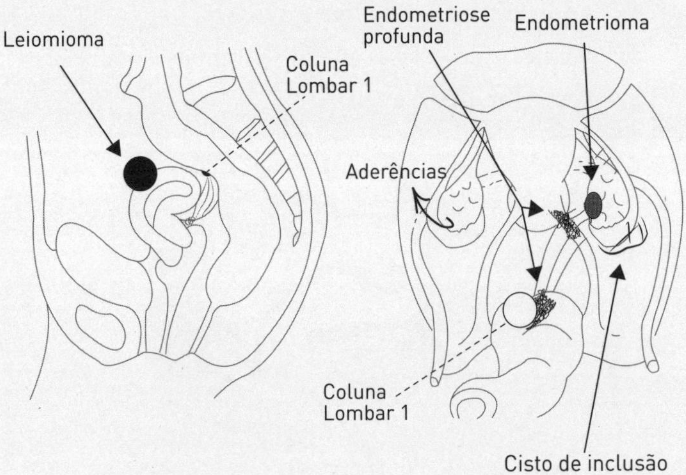

(Imagem de Clínica Medere - Dra. Penélope Melo)

A ULTRASSONOGRAFIA DE MAPEAMENTO DE ENDOMETRIOSE

A ultrassonografia transvaginal com preparo intestinal é considerada uma das ferramentas mais importantes no diagnóstico de endometriose pélvica profunda. Esse exame permite avaliar com precisão órgãos como os ovários, o intestino, a bexiga e o septo retovaginal, identificando aderências e nódulos com alta sensibilidade e especificidade e podendo chegar a uma assertividade de 96%.

Existem várias maneiras de descrever a pelve a fim de relatar de maneira mais fidedigna a localização da endometriose.

Na nomenclatura mais utilizada, pela facilidade de compreensão, dividimos a pelve em compartimentos:

1. Anterior: entre a bexiga e o útero.
2. Médio: útero e seus anexos (trompas e ovários).
3. Posterior: útero e reto.

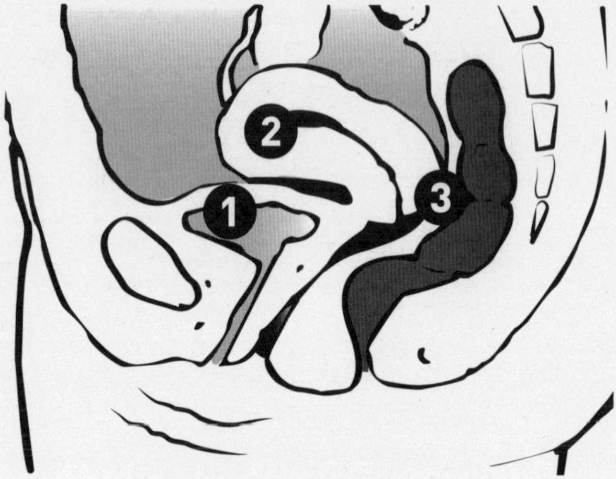

(Adaptado de Canal CECIERJ, 2011)

Esse exame tem uma acurácia alta quando se trata de investigar a presença de endometriose nos compartimentos anterior e posterior. Isso é possível por meio da chamada manobra do deslizamento, utilizada para detectar a presença de aderências entre o útero e bexiga, assim como do útero com o reto e o sigmoide.

POR QUE O PREPARO INTESTINAL É ESSENCIAL?

O preparo intestinal reduz a interferência de gases e resíduos no intestino, permitindo uma melhor visualização das estruturas pélvicas e de possíveis lesões profundas.

Aconselho você, paciente, a sempre realizar o preparo se apegando fielmente ao recomendado na marcação do exame, porque, na hora do procedimento, imediatamente no início o profissional conseguirá ver a presença dos resíduos e mostrará as dificuldades, as limitações em visualizar exatamente o que você foi ali buscar como resposta; seu exame sairá prejudicado, a assertividade irá diminuir e o profissional poderá até mesmo decidir pedir que você remarque o exame. Imagine como seria ruim, frustrante e ainda sacrificado, já que o preparo é desgastante. Por isso, insisto, agora falando com você, paciente com endometriose, que faça o preparo adequado; se não foi possível completá-lo, remarque o exame. Eu entendo a sua ansiedade e apreensão, mas se for malfeito, esse exame poderá trazer repercussões muito negativas para o seu tratamento.

A IMPORTÂNCIA DE UM PROFISSIONAL CAPACITADO

A interpretação desse exame exige conhecimento detalhado da anatomia pélvica e da aparência das lesões de endometriose. Um profissional sem experiência pode deixar passar alterações sutis ou, pior, interpretar erroneamente achados normais como patológicos, resultando em diagnósticos equivocados.

Estudos mostram que ultrassonografias realizadas por especialistas em endometriose podem alcançar uma acurácia superior a **90% na identificação de lesões profundas**, enquanto exames de rotina, feitos sem preparo adequado ou por profissionais sem treinamento, apresentam resultados significativamente inferiores.

A RESSONÂNCIA MAGNÉTICA COM PREPARO INTESTINAL E CONTRASTE

A ressonância magnética é outro método de excelência no diagnóstico de endometriose pélvica. Com o preparo intestinal e o uso de contraste, é possível mapear a extensão das lesões e seu impacto em órgãos como o intestino e os ureteres, bem como identificar endometriomas nos ovários, além de fazer diagnóstico diferencial com doenças malignas ou potencialmente malignas.

POR QUE O CONTRASTE É IMPORTANTE?

O contraste ajuda a diferenciar lesões de endometriose de outras condições, como tumores ou cistos simples, aumentando a precisão do exame.

QUANDO A RESSONÂNCIA É INDICADA?

Geralmente a ressonância magnética é utilizada em casos complexos ou quando a ultrassonografia não é conclusiva. A ressonância tem melhor precisão para visualizar lesões no útero propriamente dito, como miomas ou adenomiose, além das regiões parametriais, sendo superior ao mapeamento. No entanto, ela apresenta maior dificuldade de ver a interface entre bexiga-útero e útero-reto (como já falamos, o mapeamento é mais eficaz na detecção da endometriose).

O RISCO DE EXAMES DE BAIXA QUALIDADE

Um exame malconduzido pode ter consequências graves. Descrevo a seguir alguns dos principais riscos:

- **Atraso no diagnóstico:** um exame de baixa qualidade pode falhar em identificar lesões, adiando o diagnóstico e prolongando o sofrimento do paciente.
- **Riscos cirúrgicos:** quando um diagnóstico impreciso leva a uma cirurgia, a equipe médica pode ser pega de surpresa com lesões extensas ou compro-

metimento de órgãos que não foram previamente identificados. Isso pode resultar em complicações intraoperatórias e cirurgias incompletas.

- **Custo para o sistema de saúde:** a repetição de exames ou a realização de intervenções desnecessárias eleva os custos tanto para o SUS quanto para o sistema privado.

O PAPEL DO RADIOLOGISTA E OS CONSENSOS DA SOCIEDADE DE RADIOLOGIA

A Sociedade Brasileira de Radiologia recomenda que, mesmo em ultrassonografias transvaginais de rotina, os radiologistas dediquem alguns minutos adicionais para investigar sinais de endometriose profunda.

Manobras simples e eficazes

No consenso citado acima, ficou definido e sugerido que os radiologistas, com algumas manobras, que descreverei a seguir, poderiam mesmo em exames de ultrassonografias transvaginais simples terem achados que já poderiam sugerir a presença de endometriose.

O deslocamento do útero, a compressão do fundo de saco vaginal e a avaliação da mobilidade dos ovários são estratégias que podem levantar suspeitas de aderências ou nódulos. Esses achados simples podem ser cruciais para encaminhar a paciente para um exame mais detalhado, como o mapeamento de endometriose e/ou a ressonância magnética de pelve com preparo intestinal. Adotar essas medidas simples poderia encurtar o tempo para o diagnóstico da paciente no SUS e na rede particular também, assim como antecipar o início de um tratamento específico e adequado, diminuindo as repercussões na vida dessas mulheres a curto, médio e longo prazo.

Treinamento contínuo

É essencial que os profissionais se mantenham atualizados sobre os avanços na radiologia ginecológica. Cursos, workshops, congressos médicos e discussões de casos são ferramentas valiosas para aprimorar a prática médica.

O PREPARO DA PACIENTE E DA EQUIPE MÉDICA

O sucesso do diagnóstico e do manejo da endometriose depende de uma preparação adequada, tanto da paciente quanto da equipe médica.

Preparo da paciente

A paciente deve ser informada sobre a necessidade de um preparo intestinal antes dos exames de imagem. No caso da ultrassonografia e da ressonância, isso inclui orientações sobre dieta e o uso de laxantes. Assim como deve ser orientada a levar todos os exames que já tenha realizado relacionados à doença que está sendo investigada, isso ajudará o radiologista a esclarecer possíveis dúvidas, reafirmar diagnósticos, determinar a progressão ou não da doença e determinar novos achados.

Preparação da equipe médica

Caso a paciente seja encaminhada para cirurgia, é fundamental que a equipe esteja ciente da extensão das lesões e do comprometimento dos órgãos. Isso permite planejar a presença de especialistas, como coloproctologistas ou urologistas, e garantir que o centro cirúrgico esteja equipado com o instrumental necessário. Isso só será possível tendo em mãos exames realizados com boa qualidade técnica e profissional.

UM DIAGNÓSTICO PRECISO: BENEFÍCIO PARA TODOS

Investir em métodos de imagem de qualidade, realizados por profissionais capacitados, não é apenas uma questão de eficiência médica — é uma questão de segurança para as pacientes. O diagnóstico preciso minimiza riscos, otimiza o manejo cirúrgico e reduz custos desnecessários. Nos dias atuais é inadmissível que uma paciente seja colocada em uma sala de cirurgia sem os exames adequados e a preparação adequada da equipe médica para o procedimento.

Nos próximos capítulos, explorarei como o tratamento da endometriose pode ser planejado com base nesses diagnósticos detalhados, priorizando sempre a qualidade de vida das pacientes e o uso racional dos recursos de saúde. A precisão no diagnóstico é o primeiro passo para transformar o enfrentamento da endometriose em um caminho de esperança e alívio.

Antes disso, darei argumentos sólidos sobre a necessidade de existirem profissionais em todas as esferas preparados para, e especializados em, cuidar da endometriose.

4. A IMPORTÂNCIA DE ESCOLHER PROFISSIONAIS QUALIFICADOS NO TRATAMENTO DA ENDOMETRIOSE

A endometriose é uma doença complexa e multifacetada que exige um manejo cuidadoso e multidisciplinar. Não se trata apenas de aliviar os sintomas, mas de entender a fundo a fisiopatologia da doença, a anatomia pélvica e as opções terapêuticas disponíveis — sejam farmacológicas, não farmacológicas ou cirúrgicas. Por isso, a escolha do profissional que conduzirá o tratamento e que tenha uma visão holística para essa paciente é um dos passos mais importantes para quem vive com essa condição.

Infelizmente, o crescente interesse pela endometriose, muitas vezes chamada de "a doença da moda", trouxe consigo um fenômeno preocupante: a proliferação de promessas milagrosas, medicações com promessas infundadas e abordagens inadequadas, que muitas vezes comprometem a saúde e a qualidade de vida das pacientes.

A NECESSIDADE DE CONHECIMENTO PROFUNDO

Tratar a endometriose não é tarefa simples e fácil. Envolve uma formação sólida em ginecologia e a dedicação a estudos aprofundados sobre:

- **Anatomia pélvica:** fundamental para entender a localização das lesões, o impacto nos órgãos e a complexidade das intervenções cirúrgicas.

- **Fisiopatologia da doença:** compreender os mecanismos subjacentes à endometriose ajuda a individualizar os tratamentos.
- **Tratamentos farmacológicos e não farmacológicos:** é essencial conhecer as opções de medicamentos hormonais, analgésicos, terapias complementares, mudanças no estilo de vida e apoio psicológico.

Esses conhecimentos não podem ser adquiridos apenas em cursos de final de semana ou formações superficiais. A especialização na endometriose exige anos de estudo, entendimento profundo da pelve, atualização constante e a prática clínica diária para compreender os desafios reais enfrentados por cada paciente e pelos profissionais que, em uma equipe multidisciplinar, tentam controlar a doença.

Na minha prática clínica, por diversas vezes me vi obrigado a mudar rotas com pacientes. Uma proposta que estava dando supercerto passa a não dar mais; pacientes bem operadas e que mesmo assim ainda apresentavam algum tipo de queixa.

Isso me fez debruçar para estudar esses casos, fazer novos cursos, discutir casos com outros colegas no país e fora do país, buscar entender mais profundamente o mecanismo da doença, aprender constantemente a lidar com ela e introduzir a terapia da dor no seu manejo, já que a dor é uma das maiores queixas dessas pacientes.

OS PERIGOS DAS PROMESSAS MILAGROSAS

Com o aumento da visibilidade da endometriose, surgiu um mercado de promessas milagrosas e soluções rápidas que, muitas vezes, são mais prejudiciais do que benéficas:

- **Cirurgias desnecessárias:** intervenções realizadas sem uma indicação clara ou um planejamento adequado podem deixar sequelas graves. Uma cirurgia incompleta ou mal executada pode resultar na necessidade de novos procedimentos, com maior risco de complicações, morbidade e até mortalidade. Por isso, quando recebo uma paciente e sua família em meu consultório, explico tudo em detalhes, e muitas pacientes chegam a chorar. Eu acredito que a clareza, o entendimento do que está acontecendo e do que poderá acontecer com ou sem um procedimento cirúrgico precisam estar explícitos para a tomada de decisão da paciente e de sua família. Se sinto que ficaram indecisas, faço questão de dizer que precisam metabolizar melhor tudo que conversamos e as deixo à vontade para buscar uma segunda opinião (não me sinto nem um pouco desconfortável com isso).
- **Tratamentos incompletos:** terapias que não abordam todas as manifestações da doença podem perpetuar os sintomas e agravar o quadro.
- **Desinformação na internet:** muitas pacientes, na busca por ajuda, acabam confiando em profissionais com grande alcance nas redes sociais, mas sem a qualificação necessária. É importante lembrar que uma boa comunicação on-line não equivale a um tratamento eficaz. Artigos científicos e reportagens recentes têm alertado sobre o aumento de procedimentos inadequados relacionados à endometriose, que não apenas elevam os custos do tratamento como prejudicam a saúde física e emocional das pacientes.

A RESPONSABILIDADE DO PROFISSIONAL

Um profissional qualificado e ético entende que o manejo da endometriose vai além do ato cirúrgico ou da prescrição de medicamentos.

É preciso:

- **Ouvir a paciente:** cada caso de endometriose é único, e o tratamento deve ser individualizado.
- **Oferecer informações claras:** a paciente precisa entender a natureza da doença, as opções terapêuticas disponíveis e os possíveis desfechos de cada abordagem.
- **Planejar cirurgias cuidadosamente:** quando a cirurgia é indicada, o profissional deve buscar garantir que a equipe e os materiais estejam adequados para lidar com todas as lesões identificadas previamente. Isso evita surpresas durante o procedimento e reduz os riscos.
- **Atualizar-se continuamente:** a ciência médica está em constante evolução, e os profissionais devem acompanhar as novas descobertas para oferecer o melhor tratamento disponível.

Por isso, aconselho você, profissional de qualquer área que já oferece ou pretende oferecer atendimento a pacientes com endometriose, a participar todos os anos de pelo menos dois eventos grandes da sua área de atuação. Você vai ver: sempre aprenderá coisas novas no manejo da doença.

O PAPEL DA PACIENTE NO PROCESSO

A paciente também tem um papel ativo na escolha do profissional e no planejamento de seu tratamento. É fundamental que ela se informe sobre sua condição, faça perguntas e busque opiniões de diferentes especialistas, se necessário.

Seja qual for a conduta a ser adotada, a paciente é a protagonista da sua história. Assim, depois de bem-informada, ela deve decidir o que deseja fazer como tratamento, sabendo dos riscos e benefícios envolvidos.

- **Empoderamento por meio do conhecimento:** entender o que é a endometriose e quais são as opções de manejo disponíveis ajuda a paciente a tomar decisões assertivas.
- **Cuidado com falsas promessas:** desconfie de soluções que pareçam fáceis demais ou que garantam a cura total sem base científica. Já escrevi anteriormente que **endometriose não tem cura, mas sim tem tratamento**; qualquer coisa além disso é informação imprecisa, sem embasamento científico.
- **Busca por referências:** verifique a formação e a experiência do profissional, priorizando aqueles que demonstrem dedicação à área e que tenham respaldo científico.

UM MERCADO EM EXPANSÃO E OS CUIDADOS NECESSÁRIOS

O aumento do interesse pela endometriose não é, em si, algo ruim — pelo contrário, trouxe mais visibilidade à condição e incentivou debates importantes. No entanto, também abriu espaço para práticas que colocam em risco a saúde das pacientes.

As escolhas erradas no tratamento podem levar a arrependimentos futuros. Por isso, é essencial manter a ética e priorizar a segurança e o bem-estar da paciente em todas as etapas do processo.

Nos próximos capítulos, exploraremos as opções de tratamento disponíveis, sempre com base em evidências científicas e em práticas que respeitam a individualidade de cada mulher. A endometriose é um desafio, mas, com os profissionais adequados e uma abordagem centrada na paciente, é possível alcançar uma qualidade de vida muito melhor.

5. IMPACTOS DA ENDOMETRIOSE NA VIDA PROFISSIONAL E ACADÊMICA

A endometriose, uma condição crônica que afeta milhões de mulheres em idade reprodutiva, vai além do impacto na saúde física e emocional, atingindo diretamente a produtividade profissional e o desempenho acadêmico. Este capítulo explora esses impactos com base em dados científicos recentes, destacando os custos diretos e indiretos para as pacientes e para a sociedade.

Vi a necessidade de escrever um capítulo falando exclusivamente sobre isso após ver nos consultórios o dia a dia dessas pacientes. Tentei ser imparcial nessa análise.

Há um impacto financeiro para as empresas devido à ausência constante dessas profissionais nos seus postos de trabalho. Ao mesmo tempo, percebi nessas mulheres, além de já terem que lidar com toda a dor, estigmas que a endometriose deixa como rastro. Elas enfrentam a instabilidade emocional ao pensar em como serão vistas nos seus ambientes profissionais e de estudo: existe o medo de serem despedidas ou reprovadas, além do impacto na sua vida financeira.

Atendo uma jovem de 16 anos chamada Mayra.* Quando essa jovem passou pela primeira consulta pude perceber que já estava estigmatizada no meio em que vivia. O pai e a mãe entraram com ela no consultório e, após a consulta,

---

* Os nomes das pacientes mencionadas neste livro são fictícios e partes das histórias foram modificadas, a fim de preservar a identidade e o sigilo das informações.

relataram todas as queixas, como dor incapacitante para ir à escola no período menstrual, na maioria das vezes, tendo que passar pela urgência com o uso de medicações endovenosas, entre outras...

Pediram-me um atestado médico, mas a jovem disse: "Não pode ser esses já escritos não, porque já não aceitam; tem que explicar e codificar (CID) o que eu tenho".

O pai, com um ar de descrédito, e a mãe, envergonhada, disseram: "Ela é conhecida na escola como 'a doentinha'".

Com o diagnóstico preciso, instituído o tratamento adequado, e com a cumplicidade da paciente e da família, seis meses depois a jovem retornou, como combinado, para a reavaliação do tratamento. Confesso que não a reconheci quando entrou no consultório: mais magra 8 kg, cabeça ereta, cabelos com luzes e o melhor: sem dor, sem perda de aula e com retorno à atividade física na escola depois de anos.

ABSENTEÍSMO E PRESENTEÍSMO

Mulheres com endometriose enfrentam desafios significativos no ambiente de trabalho e estudo. Estudos apontam que o absenteísmo devido à dor pélvica crônica pode variar entre **10 e 15 dias por ano**, enquanto o presenteísmo (presença com desempenho reduzido) compromete até **38% da produtividade**.

Um estudo publicado no *European Journal of Obstetrics* revelou que mulheres com endometriose podem perder, em média, **6 horas semanais de trabalho**, totalizando mais de **300 horas anuais** de produtividade comprometida. Se fôssemos calcular tomando como base o salário-mínimo brasileiro para 2025, que é de R$ 1.518,00 e uma carga horária semanal no Brasil de 44 horas semanais, isso daria um valor médio de R$ 6,90 a hora trabalhada × 6 horas = R$ 41,40. Ao ano, seriam R$ 2.346,00. Vale salientar que essas perdas são ainda maiores já que a maioria dos censos refere que grande parte dos brasileiros recebe mais do que um salário-mínimo.

As empresas também enfrentam custos indiretos, como a necessidade de substituição temporária de colaboradoras e a redução da eficiência geral das equipes. Acarretando em perdas financeiras diretas como da grande carga de impostos envolvidas nessas contratações, mesmo que temporárias.

Impactos econômicos

Para as empresas

Segundo a Qualicorp, os custos para as empresas podem ultrapassar **15 mil dólares americanos por colaboradora anualmente**, considerando absenteísmo, presenteísmo e assistência médica.

A endometriose é responsável por um impacto econômico global estimado em **22 bilhões de dólares americanos anualmente**, incluindo custos de saúde e perda de produtividade.

Para as mulheres

Mulheres com endometriose ganham, em média, **15 a 25% menos** do que colegas sem essa condição, muitas vezes devido à redução da carga horária ou à escolha de empregos menos exigentes fisicamente.

Além disso, as despesas com tratamentos, medicamentos e consultas são uma carga adicional significativa, exacerbando os desafios financeiros.

Impactos na educação

Jovens com endometriose frequentemente enfrentam dificuldades em manter a frequência escolar e apresentar bom desempenho acadêmico. Aproximadamente **35% das estudantes** relatam queda de rendimento devido à dor.

Em longo prazo, a condição pode levar ao adiamento de estudos superiores e até ao abandono de cursos, comprometendo perspectivas de carreira.

Você poderia se perguntar: as jovens que entrarão no mercado de trabalho estão perto de mim?

Dados do Ministério da Saúde indicam que 50 a 70% das jovens em período escolar que sofrem com cólicas constantes que não melhoram com o uso de analgésicos simples desenvolverão endometriose.

Estudos de caso e dados comparativos

Relatos de mulheres diagnosticadas com endometriose mostram que muitas abandonam suas profissões devido à falta de suporte no ambiente de trabalho.

Adolescentes diagnosticadas precocemente relatam dificuldades em alcançar a autonomia acadêmica e profissional.

Comparação de produtividade

Mulheres com endometriose trabalham, em média, **20 a 30% menos** horas por semana do que mulheres sem essa condição.

Os custos indiretos, como absenteísmo escolar e profissional, representam mais de **50% do impacto financeiro total** devido à doença.

Por que todos deveríamos nos preocupar com o impacto da endometriose na vida profissional e financeira?

Vamos aos dados:

- O custo estimado da endometriose nos Estados Unidos é de **22 bilhões de dólares** — e pense que essa cifra se refere apenas a despesas diretas envolvendo diagnóstico e ao tratamento da doença, sem incluir o acompanhamento por uma equipe multidisciplinar e todo o arsenal terapêutico para reabilitação dessas pacientes e retorno à sociedade.
- Quando cruzamos o continente e chegamos ao território europeu, podemos pegar como exemplo a Alemanha, onde foi observado um gasto de aproximadamente **40 milhões de euros** somente no tratamento de pacientes internadas com diagnóstico em prontuário de endometriose, tendo sido registradas **119.467** internações no país por essa doença. Consegue avaliar quantos casos a mais podem não estar notificados ou estar subnotificados, já que, estatisticamente, a doença tem um atraso de 7 a 10 anos para seu diagnóstico e início de tratamento preciso?
- Falando um pouco da América do Sul, mais especificamente do Brasil, o ano de 2013 foi o que apresentou o maior número de internações com diagnóstico de endometriose, totalizando 15.061 casos.

Gráfico 1: Internações por endometriose no Brasil entre 2013 e 2022.

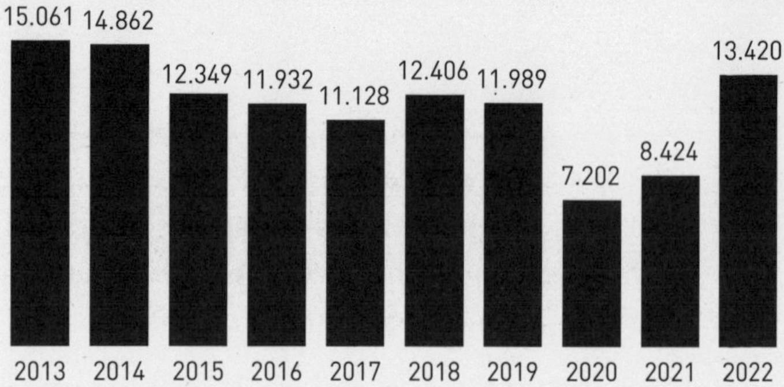

- A região Sudeste liderou essas internações no período, com um total de 49.898 no período. Quanto à faixa etária de maior prevalência, a mais afetada foi a dos 40 aos 49 anos. A média de permanência no hospital foi de 2 a 4 dias.

Gráfico 2: Internações por endometriose na regiões do Brasil entre 2013 e 2022.

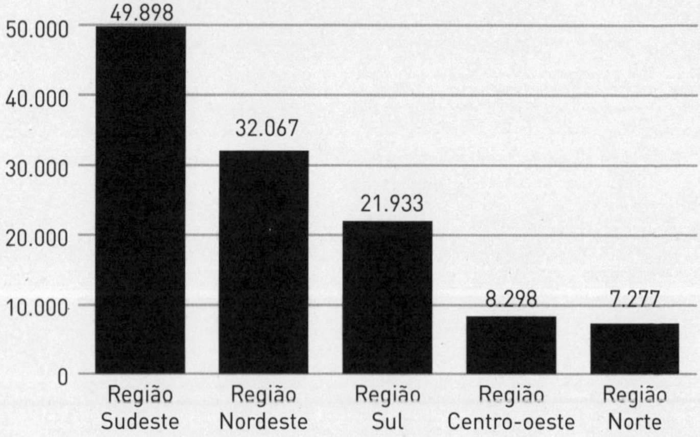

- O perfil epidemiológico no Brasil nos últimos 10 anos registrou 135.258 internações por endometriose no Brasil. Esses dados foram tirados de uma análise de 2013 a 2023 (Data-SUS — Ministério da Saúde).
- A região Sudeste concentrou 42,14% dos casos, seguida pelas regiões Nordeste, com 26,42%, e Sul, com 18,09%.
- Em 2021, mais de 26,4 mil atendimentos foram feitos no SUS.
- No Brasil se confirmam os dados mundiais: **as pacientes que mais sofrem e que chegam à internação são aquelas no menacme (o período entre a primeira e a última menstruação).**
- Segundo a análise do Data-SUS (2013-2023), o perfil de internamento dessas pacientes ficou assim: entre 30 e 39 anos houve 28.806 internamentos; entre 45 e 49 anos houve 50.717 internamentos.

Tabela 1: Internações por endometriose por faixa etária no Brasil entre 2013 e 2022.

Faixa etária	Total
1 a 4 anos	30
5 a 9 anos	5
10 a 14 anos	148
15 a 19 anos	979
20 a 29 anos	8.293
30 a 39 anos	28.806
40 a 49 anos	**50.717**
50 a 59 anos	18.213
60 a 69 anos	8.351
70 a 79 anos	3.359
80 anos ou mais	566

- Já os gastos referentes à assistência a pacientes com endometriose acumularam um custo total de quase 110 milhões de reais. Desse montante, 65% foram destinados ao setor hospitalar, excluídos os gastos com consultas ambulatoriais, exames diagnósticos realizados fora do ambiente hospitalar e tratamentos medicamentosos.

PROPOSTAS DE SOLUÇÃO

Com base nas evidências apresentadas, destaco a seguir algumas soluções possíveis para mitigar os impactos da endometriose.

Encurtar o tempo entre diagnóstico e tratamento

Seja qual for o âmbito em que você tem um paciente com sintomas e comportamento que possam sugerir um quadro de endometriose, a primeira medida ativa que você pode adotar em benefício dessa pessoa, em benefício da sua empresa, da escola e do entorno é sinalizar para essa pessoa que o que ela está sentindo pode ser um quadro de endometriose pélvica e orientá-la a fazer uma investigação mais profunda com um profissional especializado.

Com isso, você poderá encurtar a necessidade ou até mesmo abolir as medidas citadas a seguir.

No ambiente de trabalho

- Adoção de horários flexíveis, possibilidade de trabalho remoto em períodos de crise e redução de carga de trabalho. Já existem propostas parlamentares em trânsito buscando essas flexibilizações (PL n. 4.137/2024, da Deputada Elisangela Araujo [PT-BA], propõe afastamento do trabalho durante o período menstrual; e PL n. 1.069/2023, da Deputada Dayany Bittencort [UNIÃO-CE], inclui a endometriose como doença grave que necessita auxílio-doença).

- Criação de políticas de saúde específicas para colaboradoras com endometriose. Estender prazos e, em casos específicos, adaptar horários.

No ambiente educacional

- Acesso ao suporte psicológico e médico nas escolas e universidades.
- Maior conscientização sobre a doença para evitar estigmas e garantir suporte adequado.
- Adaptar dias e horários de provas em casos específicos; aumentar prazos para entrega de tarefas em casos específicos.
- Acompanhar o tratamento e o seguimento dessas jovens com opções terapêuticas e psicológicas; mostrar que a escola, a universidade, o curso estão com a paciente nesse momento difícil.

Nesse aspecto, eu gostaria de dar meu relato pessoal. Sou pai de duas meninas, uma com 12 anos, Maria Carolina, e a outra com 15, Mariana. Como pai e como médico, e por me dedicar a cuidar de pacientes com endometriose, fico sempre alerta a qualquer queixa que fuja do padrão, pensando que poderia ser o início de um quadro de endometriose.

Nas reuniões nas escolas por onde minhas filhas já passaram e com outros profissionais da área educacional, várias vezes me coloquei à disposição para falar sobre o tema, ajudando na educação precoce no ambiente escolar, que é transformador. Acredita que até hoje nunca me chamaram para falar sobre o assunto?

Essa chave precisa ser virada. **É na escola que precisa começar a brotar o conhecimento, levando a um diagnóstico e a um tratamento precoces, podendo assim mitigar os efeitos deletérios da doença.**

Acredito que as Secretarias de Educação e Saúde deveriam promover uma palestra anual para todas as turmas de jovens e adolescentes sobre o tema. Isso ajudaria no diagnóstico precoce não somente nessas jovens, mas nas famílias em geral.

Como exemplo, imagine um jovem que, depois de assistir a uma palestra esclarecedora sobre endometriose, com seus sintomas e tratamentos, chegasse em casa e encontrasse a mãe deitada com as pernas dobradas sobre o abdome com uma bolsa térmica. Ela diz estar menstruada, gemendo de dor, e relata que acabou de chegar da urgência, onde fez uso de medicações endovenosas para dor, e mesmo assim não passou. Ele se recorda de que tem sido assim todos os meses...

Você não acha que ele diria: "Mãe, tive uma palestra na escola em que citaram tudo que a senhora tem sentido. Eu acho que a senhora pode ter endometriose. A gente precisa investigar isso, mãe".

Essa é minha visão para encurtar o tempo entre o diagnóstico e o tratamento adequado: informação na base.

Da mesma maneira, vejo que órgãos municipais, federais e empresas privadas deveriam fornecer palestras informativas para seus funcionários, tendo no seu quadro mulheres ou não. Uma fábrica, uma empreiteira, só como exemplo, que de forma geral só tem homens no seu quadro de funcionários, também sai perdendo. Esses funcionários têm esposas, filhas, mães, e cada ida à urgência, internamento e cirurgia impactam no absenteísmo nessas empresas, que podem acumular grandes perdas econômicas (já falamos de cifras anteriormente).

Deixarei outro exemplo. Muitos anos atrás, quando uma grande montadora de carros estava se instalando na região metropolitana de um estado do Nordeste, estavam em busca de ginecologistas para atuar na planta industrial da montadora e em unidades de atendimento estratégicas que seriam inauguradas pela própria empresa.

Eu me recordo bem das palavras do proprietário, um senhor estrangeiro meio ranzinza, curto e grosso, quando perguntei: "Caso eu fique atendendo com vocês, o meu horário seria até as 17 horas. Terminando antes ou caso falte alguém, eu poderia me retirar?". A resposta foi: "Elas não vão faltar às consultas porque isso impactará diretamente no salário delas ou no dos seus companheiros". Dentro de mim, pensei: *Que tolice!* Esse senhor entende de carro, de dinheiro, mas não entende de gente. Você já imagina: não fiquei trabalhando para ele!

Acredito que agora você consegue entender minha proposta: palestras informativas nessas empresas, no coração da indústria, levariam a diagnósticos precoces, tratamentos precoces e menor impacto laboral e financeiro.

Esclareço, antes de terminar este capítulo, que as mulheres são a força motriz de uma família, e que seu poder de percepção é essencial para o sucesso da família, na escola e no trabalho. Assim, entender o impacto da endometriose na vida dessas mulheres não deveria causar preconceito, atos discriminatórios e sua exclusão do mercado de trabalho somente por terem a doença. A exclusão dessas mulheres traz, a curto ou longo prazo, grandes prejuízos para essas empresas.

Meu objetivo ao fazermos essas reflexões é abrir os olhos de todos nós, em todas as esferas, para que possamos juntos diagnosticar precocemente, tratar precocemente, e que essas mulheres consigam exercer sua profissão em sua plenitude.

6.ENDOMETRIOSE NA ADOLESCÊNCIA: DIAGNÓSTICO PRECOCE E IMPACTOS NA QUALIDADE DE VIDA

A endometriose é frequentemente subdiagnosticada na adolescência, muitas vezes interpretada como "cólicas menstruais normais". Essa subvalorização dos sintomas pode atrasar o diagnóstico por anos, comprometendo as saúdes física, mental e social dessas jovens.

Este capítulo explora a importância do reconhecimento precoce dos sinais da endometriose em adolescentes, os desafios do diagnóstico em pacientes jovens e virgens e as repercussões da falta de tratamento precoce na qualidade de vida e na fertilidade.

O fato de essas pacientes serem muito jovens, sem o conhecimento das modificações que estão ocorrendo no seu corpo ou ocorrerão em breve, deixa uma responsabilidade enorme sobre todos nós que estamos ao redor delas. Estou me referindo aos pais, avós, tios, professores, médicos e qualquer outro profissional de saúde que as esteja acompanhando. Isso porque, ao perceberem qualquer sinal que saia da normalidade, é preciso rapidez em investigar, diagnosticar e tratar a endometriose nessas meninas. Não podemos ser omissos a isso!

VALORIZAÇÃO DOS SINTOMAS PRECOCES

Adolescentes com endometriose frequentemente relatam sintomas desde o início da menarca (primeira menstruação), incluindo:

- Dismenorreia severa (dor menstrual intensa).
- Dor pélvica crônica.
- Fadiga e alterações intestinais ou urinárias durante o ciclo menstrual.
- Absenteísmo escolar devido à intensidade da dor.

Estudos mostram que **65% das mulheres adultas com endometriose já apresentavam sintomas antes dos 20 anos**, mas muitas tiveram seus sintomas negligenciados. Entre as meninas que sentem cólicas intensas e que não apresentam melhora com o uso de analgésicos, 50 a 70% terão endometriose. A conscientização entre profissionais de saúde e famílias é essencial para evitar diagnósticos tardios e minimizar os impactos na vida dessas jovens.

A REPERCUSSÃO DO DIAGNÓSTICO TARDIO

O diagnóstico pode demorar em média de **7 a 10 anos** em mulheres adultas, e em adolescentes pode levar **12 a 14 anos**, resultando em:

- **Progressão da doença**: a endometriose pode avançar para estágios mais graves, aumentando a dor e comprometendo órgãos próximos.
- **Impacto na fertilidade**: estudos indicam que adolescentes com endometriose não tratada têm maior risco de desenvolver infertilidade (30 a 50%) devido

à inflamação crônica e à formação de aderências, causando distorção na anatomia dos órgãos pélvicos.

- **Comprometimento da qualidade de vida**: a dor constante pode levar a ansiedade, depressão e isolamento social, além de dificultar o desenvolvimento escolar e social. Abordamos isso no capítulo anterior.

DESAFIOS DO DIAGNÓSTICO EM ADOLESCENTES JOVENS E VIRGENS

O diagnóstico de endometriose em adolescentes pode ser complexo devido aos seguintes fatores:

- **Ciclo menstrual irregular:** comum na adolescência, pode mascarar os sintomas.
- **Falta de exames ginecológicos invasivos:** para pacientes virgens, a ultrassonografia de mapeamento para endometriose pode ser realizada por via transretal (para isso é preciso autorização da jovem e de seus responsáveis). Antes disso podemos solicitar que um profissional especializado tente visualizar alguma lesão suspeita na ultrassonografia abdominal e pélvica. Mais comumente optamos pela realização da ressonância magnética com preparo intestinal e contraste, por ser menos invasiva para essas adolescentes, que já iniciam suas vidas com dor e incertezas.
- **Subdiagnóstico:** a falta de treinamento ou conhecimento sobre a endometriose em jovens pode levar à atribuição dos sintomas a causas psicossomáticas.

A IMPORTÂNCIA DO TRATAMENTO PRECOCE

Benefícios do tratamento precoce:

- Redução da dor e da inflamação, prevenindo a progressão da doença.
- Melhor preservação da fertilidade.
- Melhora da qualidade de vida, com impacto positivo no desempenho escolar e nas relações sociais.

ABORDAGENS TERAPÊUTICAS

Medicamentos hormonais

Os medicamentos hormonais, como pílulas anticoncepcionais combinadas ou progestagênios, são frequentemente indicados para adolescentes, mesmo sem diagnóstico cirúrgico confirmado.

Neste momento, vale a pena fazer uma pausa para conversar com os pais ou responsáveis. Observamos na prática clínica uma resistência muito grande ao falarmos em começar um tratamento hormonal; os pais alegam que as meninas são jovens demais para tomar hormônios. É preciso explicar e conscientizá-los de que essa é uma oportunidade de ouro para intervirmos na progressão da endometriose e em suas repercussões no futuro dessa adolescente.

Nós, os profissionais de saúde, precisamos lembrar que muitas vezes não vamos encontrar imagens características de endometriose em exames iniciais, por serem lesões pequenas, às vezes imperceptíveis nesses exames, mas precisamos tratar a paciente; a clínica é soberana. Por isso, a terapêutica adequada deve ser instaurada o quanto antes.

Já temos inúmeros estudos confirmando que o tratamento precoce, assim que já imaginamos poder se tratar de endometriose, é eficaz em mitigar os efeitos da doença no futuro dessas jovens.

Cirurgia conservadora

Quando necessária, pode ser realizada com técnicas minimamente invasivas. Cada vez mais observamos pacientes jovens com doenças bastante avançadas. Operei uma jovem chamada Anne. Aos 17 anos, era bastante sintomática, com todas as alterações possíveis e imagináveis para uma endometriose profunda:

- Endometriomas em ambos os ovários (endometriose nos ovários).
- *Kissing ovaries* (termo utilizado para a medialização e aderência dos ovários no fundo uterino, parede posterior da pelve, como se estivessem se beijando, literalmente).
- Aderências intestinais.
- Elevação do fundo de saco posterior.

Enfim, essa paciente, apesar de ser bastante jovem, se beneficiou muito da cirurgia. Além da retirada das lesões foi restaurada a anatomia pélvica. No caso dessa jovem, o relato dela e dos pais era: "Sentia dores incapacitantes desde a primeira menstruação" (que chamamos na nomenclatura médica de *menarca*); "Me tornei 'freguesa das urgências'" (palavras dela).

Deixo para vocês, leitores, pensarem: não acreditam que esse diagnóstico foi tardio demais? Se analisarmos que uma menina inicia sua menstruação entre 9-12 anos, essa jovem ficou no mínimo 6 a 8 anos sem um diagnóstico preciso e um tratamento adequado.

No caso dela, conseguimos retirar todas as lesões e restaurar a anatomia pélvica oferecendo não só uma melhor qualidade de vida, mas também, se ela desejar, um futuro gestacional.

Mas pensando em outras jovens que não tiveram a mesma sorte, poderiam chegar a perder as trompas, os ovários e até o intestino.

Vale salientar que a cirurgia não é a primeira opção de tratamento para pacientes jovens, exceto para casos como os supracitados e diagnóstico tardio com maiores comprometimentos.

IMPACTOS NO ABSENTEÍSMO ESCOLAR E QUALIDADE DE VIDA

Dados mostram que adolescentes com endometriose faltam, em média, **10 dias por semestre** de aulas devido à dor intensa. A condição também afeta o desempenho acadêmico, com redução da concentração e participação em atividades extracurriculares, comprometendo o desenvolvimento pessoal e social dessas jovens.

FERTILIDADE E PLANOS FUTUROS

A endometriose diagnosticada e tratada precocemente aumenta as chances de preservação da fertilidade, reduzindo os riscos associados a tratamentos mais invasivos no futuro. Jovens diagnosticadas precocemente também apresentam maior chance de ter uma vida produtiva e satisfatória em termos profissionais, acadêmicos e pessoais.

Citarei o caso de uma outra paciente, chamada Lívia, de 14 anos, vinda de uma família com histórico (mãe e avó já operadas por endometriose). A mãe, muito preocupada e não desejando que as filhas passassem pelo que elas passaram, com o surgimento dos primeiros sintomas levou a filha para uma avaliação. Após a coleta de todo o histórico e exames, expliquei para a jovem o que era a endometriose e conversei sobre a necessidade de sua parceria na conduta e no segmento. Isso era um desafio para essa jovem em específico, porque ela amava fast food (como a maioria dos adolescentes) e a família ainda coordenava uma grande rede de fast food no país. De maneira geral, lidar com jovens é algo difícil por conta de todos os fatores envolvidos: hormonais, crises de identidade, enfim... Mas o que importa é ganhá-los, trazê-los para o nosso lado, negociar as ações. E assim foi no caso de Lívia.

Nos exames de rastreio, não havia imagens específicas para endometriose, mas ela tinha uma clínica bastante sugestiva e herança familiar. Pacientes de familiares com endometriose têm sete vezes mais chance de desenvolverem a doença. Instauramos um tratamento hormonal, plano nutricional e atividade física, sem uso de analgésicos, e combinamos de fazer um acompanhamento anual, e a jovem ficou bem.

PROPOSTAS DE MELHORIAS

Capacitação de profissionais de saúde

Treinamentos específicos sobre o manejo de endometriose em adolescentes para ginecologistas e pediatras.

Conscientização familiar

Orientação às famílias para reconhecer os sinais de alerta e buscar atendimento médico adequado.

Políticas educacionais

A primeira coisa a ser feita é a implementação no sistema escolar de um programa educacional sobre a endometriose, com palestras direcionadas aos pais, professores e alunos. Vejo isso como um método de encurtar o tempo do diagnóstico, diminuir o absenteísmo escolar, melhorar o rendimento e reduzir os custos para os cofres públicos e sistema privado, com atendimentos sucessivos a essas jovens e posteriormente mulheres. As secretarias de saúde e educação nos âmbitos municipal, estadual e federal deveriam avaliar a inclusão dessa abordagem no cronograma escolar.

É necessário implementação de programas de suporte em escolas para jovens com condições crônicas, incluindo maior flexibilidade no calendário escolar, acompanhamento minucioso das faltas, adaptações dos planos pedagógicos e avaliações. Deixo aqui uma crítica: não se trata de aprovar indiscriminadamente, como infelizmente ocorre em muitas instituições de ensino — públicas, por imposição do sistema, e privadas, por receio de perder alunos —, mas de oferecer condições reais para que essas alunas aprendam, se desenvolvam e sejam aprovadas por mérito, e não por obrigação ou conveniência.

7. A ABORDAGEM HOLÍSTICA NO TRATAMENTO DA ENDOMETRIOSE: A IMPORTÂNCIA DA REDE DE APOIO E DA ADESÃO AO TRATAMENTO CONTÍNUO

A COMPLEXIDADE DA ENDOMETRIOSE

A endometriose não é apenas uma doença ginecológica. É uma condição crônica, sistêmica e multifatorial, a qual exige uma abordagem que integre diferentes dimensões da vida da paciente. Para que o manejo seja eficaz, é necessário envolver não apenas a paciente, mas também sua família, amigos, colegas de trabalho, educadores e empregadores.

Neste capítulo, quero introduzir a importância de compreender a doença em sua complexidade e destacar como o tratamento multidisciplinar, o envolvimento da rede de apoio e a adesão contínua ao manejo podem transformar a vida dessas mulheres, suas famílias e sociedade em geral. Além disso, apontaremos a relevância de incluir atividade física, dieta, acompanhamento psicológico e psiquiátrico, bem como a consulta com especialistas em fertilidade, para pacientes que desejam preservar ou restaurar suas chances reprodutivas.

A IMPORTÂNCIA DE UMA VISÃO HOLÍSTICA

Uma abordagem holística não significa apenas tratar os sintomas, mas também abordar fatores emocionais, sociais e comportamentais que contribuem para a qualidade de vida da paciente. Por impactar múltiplas áreas da vida, a endometriose exige uma abordagem integrada que consiste em:

- **Saúde física:** controle da dor, manejo dos sintomas e preservação da fertilidade.
- **Saúde mental:** redução de transtornos como ansiedade e depressão, que acometem até **50% das pacientes com dor crônica associada à endometriose**.
- **Aspecto nutricional:** alguns estudos apontam que pacientes com um bom suporte nutricional acompanhado de atividade física poderiam reduzir significativamente os sintomas da endometriose, diminuindo assim a ingestão de medicações para controle da dor.
- **Aspectos sociais e profissionais:** minimização do impacto no trabalho, nos estudos e nos relacionamentos interpessoais.

ATIVIDADE FÍSICA COMO ALIADA NO TRATAMENTO

A prática de exercícios físicos regulares, como caminhada, ioga e pilates, tem demonstrado benefícios significativos para o alívio da dor e a redução da inflamação.

Estudos indicam que mulheres que praticam atividade física apresentam **20 a 30% menos sintomas de dor** em comparação com as sedentárias.

Além disso, o exercício regular melhora o humor e reduz os níveis de estresse, que podem agravar os sintomas da endometriose.

ACOMPANHAMENTO PSICOLÓGICO E PSIQUIÁTRICO

O impacto emocional da endometriose é muitas vezes subestimado, mas fundamental no contexto do tratamento.

- **Psicoterapia:** ajuda a paciente a lidar com o estresse, a dor crônica e os desafios emocionais associados à doença.
- **Acompanhamento psiquiátrico:** em casos de depressão ou ansiedade severa, pode ser necessário o uso de medicamentos para suporte adicional.

Um estudo mostrou que o acompanhamento psicológico regular melhora a adesão ao tratamento médico em até **40% das pacientes**. A endometriose é uma doença que afeta os nervos — muitas vezes causando uma sensibilização permanente —, o que a torna uma condição crônica. Mesmo após intervenções cirúrgicas ou uso de medicamentos, muitas pacientes continuam apresentando sintomas devido à chamada "memória da dor". Nesse contexto, o acompanhamento psicológico é fundamental para ajudar na ressignificação da experiência e no enfrentamento dos sintomas persistentes, promovendo mais qualidade de vida.

CONSULTA COM ESPECIALISTA EM FERTILIDADE

A infertilidade é uma preocupação significativa para muitas mulheres com endometriose, especialmente em estágios avançados. Fazendo uma análise retrospectiva dos meus atendimentos em consultório, de 100 pacientes com endometriose, mais de 60 nos procuram tentando resolver a dor e a infertilidade simultaneamente. E o mais triste e preocupante é que a maioria delas já está em uma idade desfavorável para a gestação espontânea (>37 anos).

A consulta com um especialista em fertilidade pode auxiliar na:

- **Avaliação precoce do potencial reprodutivo**: precisamos salientar que a endometriose pode levar à falência ovariana precoce e até mesmo à menopausa precoce, ocorrendo comumente em pacientes com grandes endometriomas.
- **Indicação de tratamentos**: congelamento de óvulos ou fertilização in vitro (FIV), por exemplo, podem ser necessários para garantir a tão sonhada gestação. Cerca de **30 a 50% das pacientes com endometriose** apresentam dificuldades para engravidar, mas tratamentos adequados podem melhorar significativamente as chances.

CONTINUIDADE DO TRATAMENTO: UM PROCESSO NECESSÁRIO

A endometriose é uma doença crônica, e o tratamento deve ser contínuo, mesmo após intervenções cirúrgicas. A falta de adesão às terapias complementares (atividade física, psicoterapia, nutrição etc.) pode aumentar o risco de recidiva, que ocorre em até **50% das pacientes** em cinco anos sem acompanhamento adequado.

O que eu poderia deixar como conclusão antes de adentrarmos no papel de cada um no tratamento dessa doença multifacetada? Todos terão um papel fundamental nessa jornada!

A gestão eficaz da endometriose exige o comprometimento da paciente e de sua rede de apoio, além de uma abordagem multidisciplinar que inclua tratamento clínico, cirúrgico, nutricional, psicológico, físico e reprodutivo.

Essa compreensão inicial é essencial para construir uma base sólida para os capítulos seguintes, em que abordarei um pouco sobre cada uma dessas facetas em profundidade. Afinal, o objetivo é garantir que a paciente tenha acesso a um cuidado integrado, capaz de melhorar sua qualidade de vida e minimizar os impactos da doença.

8. O PAPEL DO TRATAMENTO CLÍNICO NO CUIDADO DA ENDOMETRIOSE

O tratamento clínico desempenha um papel essencial no manejo da endometriose, doença crônica que afeta milhões de mulheres em idade reprodutiva e também na menopausa. Essa abordagem não é apenas uma alternativa inicial eficaz, mas também uma ferramenta fundamental na preparação para eventuais intervenções cirúrgicas ou no cuidado pós-operatório.

Frequentemente, devido ao sofrimento prolongado e à falta de orientação adequada, muitas pacientes chegam aos consultórios pedindo diretamente por cirurgias, incluindo procedimentos radicais como a histerectomia. O papel do profissional ético é educar e tranquilizar tanto as pacientes quanto seus familiares, explicando que o tratamento clínico é, muitas vezes, a abordagem mais segura e eficaz nesse primeiro momento.

POR QUE COMEÇAR PELO TRATAMENTO CLÍNICO?

Primeira linha de manejo

O tratamento clínico permite o controle dos sintomas com menor risco e maior segurança antes de considerar intervenções invasivas. Ele pode reduzir o sofrimento físico e emocional enquanto prepara a paciente para uma eventual cirurgia, caso necessário.

Também diminui o processo inflamatório pélvico, melhorando as condições cirúrgicas, não só na visualização como no sangramento (tecido inflamado sangra muito), e o risco de lesões inadvertidas a órgãos e tecidos adjacentes.

Manejo da expectativa

A dor e o impacto emocional causados pela endometriose frequentemente levam pacientes e familiares a acreditar que a cirurgia é a única solução. O tratamento clínico permite avaliar a resposta da paciente e, em muitos casos, evita intervenções desnecessárias, pelo menos naquele momento.

Complemento pós-cirúrgico

Mesmo após a cirurgia, o manejo clínico contínuo é fundamental para prevenir recidivas e controlar sintomas residuais.

OPÇÕES DE TRATAMENTO CLÍNICO: BASE CIENTÍFICA E APLICAÇÕES

1. Tratamentos hormonais

Os tratamentos hormonais são os mais indicados para reduzir a atividade das lesões, diminuindo sintomas como dor e inflamação.

Em pacientes com endometriose, a terapêutica hormonal tem como objetivo principal reduzir a dor e controlar a progressão da doença ao suprimir a produção e os efeitos do estrogênio, hormônio que estimula o crescimento das lesões endometrióticas. O tratamento não é curativo, mas pode proporcionar alívio significativo dos sintomas e também diminuição das lesões.

Qual o mecanismo de ação das medicações para melhora de sintomas?

Supressão da ovulação e menstruação

A maioria das terapias hormonais reduz ou interrompe a ovulação e o ciclo menstrual, diminuindo o refluxo menstrual e a exposição do tecido endometriótico ao estrogênio. Isso resulta em:

- Redução da dor pélvica crônica.
- Menor inflamação e irritação nos tecidos circundantes.

Redução da produção de estrogênio

- O uso de agonistas ou antagonistas do GnRH diminui drasticamente os níveis de estrogênio, induzindo um estado de hipoestrogenismo semelhante à menopausa (hoje usado em situações muito pontuais e por curto período, devido aos seus efeitos adversos severos).
- Inibidores da aromatase suprimem a produção local de estrogênio nas lesões.

Efeitos:

- Diminuição do crescimento das lesões endometrióticas.
- Alívio dos sintomas de dor, como dismenorreia, dor pélvica e dispareunia.

Efeitos adversos:

- Sintomas de deficiência de estrogênio, como ondas de calor, ressecamento vaginal, redução da densidade óssea e alterações de humor.

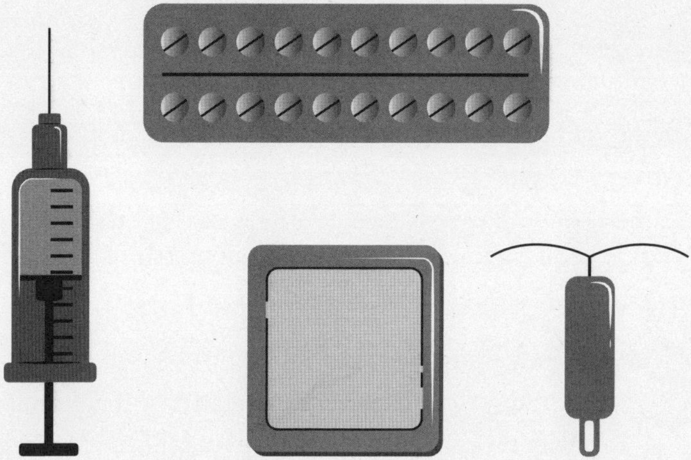

(Adaptado de Freepik)

Aumento da ação da progesterona

O uso de progestagênios ou sistemas intrauterinos liberadores de levonorgestrel (DIUs) cria um ambiente com maior presença de progesterona, reduzindo o estímulo estrogênico. Existe controvérsia no seu uso em pacientes com endometriomas (endometriose no ovário), uma vez que esses sistemas não causam bloqueios ovarianos e podem até proporcionar o aumento desses endometriomas.

Efeitos:

- Atrofia das lesões endometrióticas.
- Redução da dor e dos sintomas menstruais.

Efeitos adversos:

- Ganho de peso, alterações de humor, acne e irregularidades menstruais. (Preciso frisar aqui que esses efeitos NÃO ocorrem em todas as pacientes.)

Pílulas combinadas de estrogênio e progesterona

As pílulas anticoncepcionais combinadas suprimem a ovulação e criam um ambiente hormonal menos favorável ao crescimento das lesões.

Efeitos:

- Redução da dor associada à endometriose.
- Controle dos ciclos menstruais.

Efeitos adversos:

- Risco de trombose venosa profunda em algumas pacientes com predisposição para tal (a incidência é baixa).

Benefícios gerais da terapêutica hormonal

- Melhora na qualidade de vida: redução significativa da dor crônica permite maior funcionalidade e bem-estar.
- Controle da progressão: embora não elimine completamente as lesões, o tratamento hormonal impede o avanço da doença.
- Melhora emocional e psicológica: a redução da dor e a previsibilidade dos sintomas contribuem para melhor saúde mental.

Limitações e considerações

- O tratamento hormonal é sintomático e não curativo.
- Pode haver recidiva dos sintomas após a descontinuação do tratamento.
- Pacientes com contraindicações ao uso de hormônios (como histórico de trombose) precisam de alternativas não hormonais.

Progestagênios

Exemplos: dienogeste, acetato de medroxiprogesterona, drospirenona.

Como funcionam: suprimem o crescimento das lesões endometrióticas ao inibir o estímulo estrogênico.

Evidências: estudos demonstram que até **80% das pacientes** apresentam alívio significativo da dor.

Contraceptivos combinados

Indicação: primeira escolha de muitas pacientes, especialmente entre jovens, com menores riscos de trombose nessa faixa etária de vida.

Uso contínuo: pode evitar a menstruação, reduzindo os sintomas e o impacto da doença.

Agonistas e antagonistas do GnRH

Exemplos: leuprolida, elagolix.

Benefícios: supressão potente dos hormônios ovarianos, reduzindo as lesões.

Limitações: efeitos colaterais, como sintomas semelhantes à menopausa e perda óssea, limitam seu uso prolongado.

DIU com levonorgestrel

Indicação: ideal para mulheres com adenomiose, sangramentos intensos e endometriose em seus estágios iniciais.

Evidências: estudos mostram alívio dos sintomas em até **60% das pacientes**.

2. Tratamentos não hormonais

Embora os tratamentos não hormonais não interfiram diretamente na progressão da doença, eles são eficazes no controle dos sintomas.

Analgésicos e anti-inflamatórios não esteroidais (AINEs)

Exemplos: Ibuprofeno, diclofenaco.

Uso: indicado para crises agudas de dor.

Limitação: tratam apenas os sintomas, sem impacto direto na doença.

Suplementos e vitaminas

Vitamina D: estudos sugerem que níveis adequados podem reduzir a inflamação e aliviar os sintomas em até **30% das pacientes.**

Ômega-3: auxilia na modulação da resposta inflamatória e imunológica.

Magnésio: ajuda no relaxamento muscular, especialmente em pacientes com dor intensa.

3. Terapias complementares

Abordagens adicionais podem ser incorporadas ao tratamento clínico, promovendo alívio e melhorando a qualidade de vida:

- **Fisioterapia pélvica:** essencial no manejo da dor e na melhora da funcionalidade muscular.
- **Nutrição anti-inflamatória:** dietas ricas em antioxidantes e anti-inflamatórios naturais ajudam no controle da inflamação associada à endometriose. (Mais à frente escrevi um capítulo exclusivo sobre o acompanhamento nutricional, já que acredito que a saúde começa realmente pela boca.)

4. Evitando cirurgias precipitadas

Compreendendo o impacto emocional

Mulheres que enfrentam endometriose frequentemente chegam ao consultório em estado de desespero, buscando uma solução imediata e definitiva.

Muitas vezes, a histerectomia é vista como uma "cura", mesmo para mulheres jovens ou sem filhos, o que reforça a necessidade de educação sobre a doença.

Riscos das intervenções cirúrgicas

- **Riscos imediatos:** aderências, complicações anestésicas e lesões em órgãos.
- **Riscos de longo prazo:** mesmo após a cirurgia, há risco de recidiva em até **50% dos casos** dependendo da extensão das lesões.

Contarei o caso de uma paciente, chamada Bruna. Aos 15 anos, ainda virgem, foi diagnosticada com quadro de endometriose profunda com um nódulo em uterossacro (pregueamento, nervo próximo ao colo do útero) direito. Bruna era muito sintomática, com entradas nas emergências para tratamento da dor todo mês. Jovem, bastante rebelde, sedentária, com uma dieta desregrada e noites mal dormidas. Quando chegou para mim, a primeira coisa que eu queria era que ela entendesse com detalhes a doença que tinha e que sua melhora dependia de 90% dela, e apenas 10% dos demais; que ela só melhoraria se aceitasse o que tinha e aderisse à terapêutica medicamentosa que estava propondo.

Quando chegamos em um ponto comum, ela aceitou as condições. Hoje Bruna está com 17 anos, e nesses dois anos de acompanhamento, seguiu a terapêutica medicamentosa e uma dieta anti-inflamatória, se identificou com o crossfit e a dança, teve uma boa perda de peso e já não sente mais dor (detalhe: iniciou sua vida sexual SEM DOR).

E o nódulo de endometriose no uterossacro? Estamos acompanhando anualmente, e ele está no mesmo lugar, mas com uma diminuição importante de volume.

Outro caso que posso contar é de uma paciente chamada Célia, de 48 anos. Ela era de uma região distante, então realizamos os atendimentos on-line (telemedicina), sendo acompanhada simultaneamente por uma ginecologista em sua região. Nas primeiras consultas, as queixas eram relacionadas à dor incapacitante, já não conseguia fazer atividades básicas como se abaixar ou amarrar o sapato por conta da dor pélvica e lombar. Os exames evidenciavam endometriose profunda em compartimentos anterior, médio e posterior (nomenclatura que utilizamos para melhor descrever a localização das lesões); e na ressonância magnética, foram identificadas várias áreas hemorrágicas, que sugeriam uma pelve bastante inflamada, o que traz bastante riscos para a paciente caso necessite de um procedimento cirúrgico.

Célia afirmava ser Testemunha de Jeová e desejava respeito quanto à transfusão de sangue. Expliquei a ela sobre os riscos desse tipo de cirurgia e sugeri tentarmos começar com um tratamento clínico robusto para desinflamar a pelve, diminuir das lesões e reduzir o peso e então, em um outro momento, pensaríamos em cirurgia.

Após um ano e meio, minha secretária sinalizou que minha última consulta seria on-line; olhei na tela o nome da paciente, mas não poderia imaginar de quem se trataria. Pois bem, era Célia. Ao vê-la pela câmera, não a reconheci, ela estava mais bonita, mais magra, feliz, e enquanto olhava, lia o prontuário sobre nossa consulta anterior. Ela dizia estar ótima, assintomática, com 15 kg a menos, realizando atividade física duas vezes ao dia. Ela me mandou os exames de imagem, e, ao comparar, eu observava as lesões, que agora já estavam bem menores do que as do ano anterior e sem nenhuma lesão hemorrágica.

Isso significa que essa paciente nunca irá precisar de cirurgia? Não sei! Mas no momento a doença está estabilizada, paciente assintomática e sem riscos para órgãos adjacentes. Célia ficou extremamente agradecida, e eu, muito feliz e confiante de que estava no caminho certo.

O papel do profissional ético

Explicar às pacientes e seus familiares que a cirurgia, embora necessária em alguns casos, não é "sempre" a melhor ou única solução. Tranquilizar, educar e oferecer um plano de tratamento clínico robusto.

O tratamento clínico é o alicerce do manejo da endometriose. Ele permite um controle eficaz dos sintomas, evita decisões precipitadas e complementa o cuidado cirúrgico quando necessário.

Cabe ao profissional de saúde oferecer uma abordagem ética, centrada na paciente e em sua família, promovendo um cuidado integrado e humanizado. Ao compreender a importância dessa abordagem, tanto as pacientes quanto seus familiares poderão enfrentar a doença de forma mais consciente e tranquila, garantindo uma melhor qualidade de vida.

9. A IMPORTÂNCIA DA ATIVIDADE FÍSICA NO MANEJO DA ENDOMETRIOSE

A atividade física é uma aliada valiosa no manejo da endometriose, com benefícios que vão além do alívio da dor. Estudos científicos comprovam que o exercício regular reduz a inflamação, auxilia na flexibilidade, permite melhor adaptação às limitações da doença, alivia a dor e aumenta a disposição, promovendo uma significativa melhora na qualidade de vida das pacientes.

Neste capítulo, aprofundaremos como a atividade física age no organismo, os mecanismos celulares envolvidos na redução da inflamação e da dor e os exercícios mais eficazes no contexto da endometriose.

O QUE A ATIVIDADE FÍSICA FAZ NO ORGANISMO DE PACIENTES COM ENDOMETRIOSE?

1. Redução da inflamação sistêmica

A endometriose é caracterizada por um estado inflamatório crônico. A atividade física atua na modulação dessa inflamação por meio dos seguintes mecanismos:

Interleucina-6 (IL-6):

A IL-6 é uma citocina (proteínas mensageiras entre as células, modulando a resposta imunológica do nosso corpo) pró-inflamatória que contribui para o crescimento das lesões de endometriose e o aumento da dor.

Durante exercícios físicos moderados, ocorre uma liberação controlada de IL-6 pelos músculos ativos, mas essa forma atua como uma **mioquina** (peptídeos produzidos e liberados pelos miócitos, células do tecido muscular), que influenciam na fisiologia dos músculos e de outros órgãos e tecidos com propriedades anti-inflamatórias, ajudando a regular o equilíbrio inflamatório e reduzindo a atividade de citocinas nocivas como o TNF-α.

Fator de necrose tumoral alfa (TNF-α):

O TNF-α é um dos principais responsáveis pela dor e inflamação na endometriose. Ele estimula a angiogênese (formação de novos vasos sanguíneos) nas lesões e perpetua o estado inflamatório.

A atividade física reduz a expressão do TNF-α no organismo, quebrando o ciclo inflamatório e promovendo alívio dos sintomas.

2. Modulação do sistema imunológico: o papel das células T

O sistema imunológico das mulheres com endometriose apresenta um desequilíbrio que favorece o crescimento das lesões ectópicas.

Ação das células T:

As células T têm função central na vigilância imunológica, elas fazem parte do exército que defende nosso organismo de qualquer invasor que possa surgir, regulando a resposta inflamatória.

Durante a prática de exercícios, o corpo promove a ativação e o equilíbrio das células T reguladoras (Tregs), que ajudam a reduzir a inflamação descontrolada e a limitar a proliferação das células endometrióticas.

3. Melhora do fluxo sanguíneo e relaxamento muscular

O aumento do fluxo sanguíneo promovido pela atividade física melhora a oxigenação dos tecidos, reduzindo o acúmulo de toxinas e aliviando a dor nos pontos álgicos.

Além disso, a circulação ativa o sistema linfático, contribuindo para a drenagem de fluidos inflamatórios.

4. Ação das endorfinas e outros neurotransmissores

As endorfinas (substâncias químicas produzidas pelo próprio corpo que atuam como neurotransmissores no sistema nervoso central) liberadas durante o exercício têm efeito analgésico natural, modulando a percepção da dor.

A dopamina e a serotonina também são liberadas, promovendo alívio da fadiga e melhora do humor.

COMO A ATIVIDADE FÍSICA REDUZ A DOR?

1. O papel do ácido láctico nos músculos

Acúmulo e dor muscular:

O ácido láctico é um subproduto do metabolismo anaeróbico gerado durante o esforço muscular intenso. Quando acumulado, ele causa dor e rigidez muscular.

Como o exercício ajuda:

A prática regular de atividade física estimula o metabolismo aeróbico, reduzindo a formação de ácido láctico.

Exercícios de baixo impacto, como yoga, pilates e alongamentos, ajudam a liberar o ácido láctico acumulado, promovendo relaxamento e alívio dos pontos de dor.

2. Diminuição da tensão nos pontos álgicos

Pontos-gatilho e tensão muscular:

Na endometriose, os músculos da pelve e do abdome frequentemente estão tensionados devido à dor crônica.

Ação dos exercícios:

Alongamentos e exercícios posturais liberam a tensão acumulada, relaxando os músculos e melhorando a amplitude de movimento.

3. Benefícios gerais da atividade física

Redução da dor pélvica crônica:

Estudos mostram que pacientes com endometriose que praticam exercícios regularmente relatam redução de até **50% na intensidade da dor.**

Melhora da flexibilidade e mobilidade:

Exercícios de baixo impacto promovem maior elasticidade muscular e aliviam a rigidez.

Aumento da disposição:

A liberação de neurotransmissores durante o exercício reduz a fadiga e melhora a energia diária.

4. Diminuição da inflamação

A redução de citocinas inflamatórias, como o TNF-α, melhora o ambiente sistêmico, contribuindo para o controle da doença.

Quando reavalio minhas pacientes no consultório, é nítida a diferença de resposta, seja ao tratamento clínico ou pós-cirúrgico, das que aderem a um programa regular de atividade física. Posso observar que pacientes que não incorporam exercícios em suas rotinas alegam pouca resposta ao tratamento clínico, assim como a permanência de algumas queixas no pós-cirúrgico.

Quais exercícios são mais eficazes?

Essa é uma pergunta clichê nos consultórios. Eu costumo dizer que o melhor exercício é aquele que você se identifica, que você tem certeza de que vai persistir, que faz você bem. Mas deixarei algumas sugestões aqui:

Exercícios aeróbicos

Exemplos: caminhada, corrida leve, bicicleta ou natação.

Benefícios: aumentam a circulação sanguínea e ajudam a reduzir marcadores inflamatórios. Melhoram a capacidade cardiovascular e a disposição.

Alongamentos e yoga

Exemplos: yoga terapêutica, pilates.

Benefícios: reduzem a tensão muscular e aliviam a dor nos pontos-gatilho. Melhoram a postura e aumentam a flexibilidade.

Treinamento de força

Exemplos: exercícios com pesos leves, resistência elástica ou calistênicos.

Benefícios: fortalecem os músculos da região abdominal e pélvica, melhorando o suporte estrutural.

Recomendações práticas

Frequência: 150 minutos de exercícios moderados por semana, divididos em 4-5 sessões.

Personalização: o plano deve ser adaptado às condições de cada paciente.

Supervisão: em casos avançados, acompanhamento profissional é essencial.

Mobilização Pélvica — Elevação Pélvica

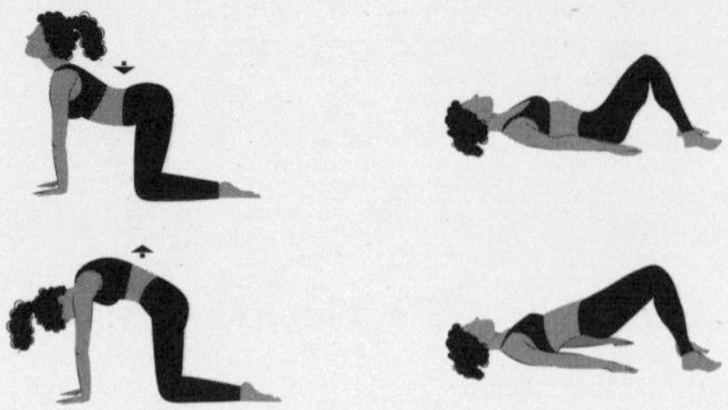

(Adaptado de Freepik)

CASO CLÍNICO

A paciente Márcia, de 36 anos, foi diagnosticada com um quadro de endometriose pélvica profunda severa, com anemia e dores incapacitantes. Ela era atleta, mas fora de performance por conta da dor e do sangramento da endometriose. Márcia marcou muito a minha carreira, porque foi uma das primeiras pacientes que operei com um quadro de endometriose pélvica severa; na época, eu fazia a mentoria com Dr. Marcelo Viera. Era impressionante a quantidade de doenças que a paciente tinha.

Logo após a cirurgia, com 35 dias, a paciente já havia voltado a fazer caminhadas e pequenas corridas. Logo após, voltou a performar na área atlética que fazia. Hoje, Márcia, com mais de três anos de operada, afirma estar em seu melhor momento, assintomática; suas palavras na última consulta: “se as pessoas imaginassem como comer bem e fazer atividade física regular fazem bem em suas vidas...”. Conseguem observar como a atividade física impacta na vida das pessoas?

10. A IMPORTÂNCIA DA FISIOTERAPIA DO ASSOALHO PÉLVICO NO TRATAMENTO DA ENDOMETRIOSE

A fisioterapia do assoalho pélvico desempenha um papel fundamental no tratamento clínico e pós-cirúrgico das pacientes com endometriose. Além de reduzir a dor pélvica crônica, ela tem uma resposta excelente no manejo da **dispareunia** (dor durante a relação sexual), melhorando os escores de dor e impactando positivamente nos relacionamentos interpessoais e na qualidade de vida das pacientes.

Gostei muito de escrever este capítulo, especialmente por acompanhar de perto como minhas pacientes estavam antes e como ficaram após o início da fisioterapia pélvica.

Temos uma sociedade cheia de tabus e preconceitos quando falamos em fazer fisioterapia na região íntima feminina, em realizar massagens na região perineal, em colocar eletrodos para estimulação e relaxamento de músculos e nervos; parece até que estamos falando de algo imoral, abusivo e até fora do contexto natural que alguém espera para o tratamento da endometriose.

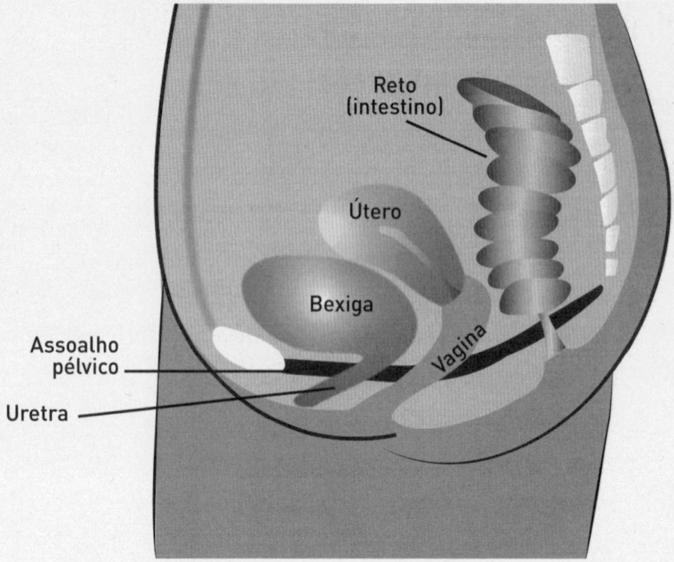

(Adaptado de Shrikhande, 2012)

Acredito que quando o profissional da fisioterapia estimula a prática regular de exercícios, como os **exercícios de Kegel**, realizados em casa e ensinados nas sessões de fisioterapia, isso maximiza os benefícios do tratamento. Além disso, a fisioterapia ajuda as pacientes a se envolver no processo, levando-as ao desenvolvimento do autoconhecimento, incluindo o reconhecimento dos pontos de dor, o toque e a localização de áreas sensíveis, superando assim seus preconceitos e tabus associados ao próprio corpo. Autoconhecimento é tudo!

Estudos clínicos mostram que até **80% das pacientes** relatam melhora significativa nos sintomas de dispareunia e na interação com seus parceiros(as) após o início da fisioterapia. Este capítulo explorará como esse tratamento é conduzido, os mecanismos pelos quais beneficia as pacientes e os impactos biopsicossociais.

FISIOTERAPIA E DISPAREUNIA: UMA ABORDAGEM TRANSFORMADORA

O papel da fisioterapia no alívio da dor sexual

Na minha prática clínica, tanto no SUS quanto no meu atendimento particular, vejo uma dificuldade imensa das pacientes em falar sobre a dor na relação sexual (dispareunia), sempre rodeadas de tabus, vergonha de verbalizar para seu parceiro e uma cultura imposta de que a mulher está ali apenas para servir. A dispareunia é muito comum em pessoas com endometriose devido a fatores como tensão muscular no assoalho pélvico, aderências pélvicas e hipersensibilidade nervosa. A fisioterapia atua diretamente nesses pontos por meio de:

Liberação miofascial:

Alivia a tensão nos músculos do assoalho pélvico e nas fáscias, reduzindo os espasmos que contribuem para a dor durante a penetração.

Reeducação muscular:

Treinamento para relaxar os músculos do assoalho pélvico, especialmente em pacientes que apresentam hipertonia muscular.

Dessensibilização neural:

Técnicas específicas ajudam a modular a hipersensibilidade nos nervos periféricos, como o nervo pudendo, reduzindo a dor associada ao toque ou à penetração.

Exercícios de Kegel:

Esses exercícios consistem em contrações e relaxamentos controlados dos músculos do assoalho pélvico, fortalecendo a musculatura, promovendo maior controle muscular e reduzindo a dor em longo prazo.

Impactos nos relacionamentos interpessoais

Reconexão nos relacionamentos:

A redução da dispareunia permite que as pacientes retomem uma vida sexual ativa e prazerosa, contribuindo para uma melhora na qualidade da interação com seus parceiros.

Efeitos emocionais positivos:

Com a diminuição da dor, as pacientes relatam aumento da confiança, maior intimidade com os parceiros(as) e ficam menos ansiosas durante a relação sexual.

Estudos clínicos relevantes

Estudo 1: publicado no *Journal of Pelvic Pain and Dysfunction* (2020), demonstrou que **85% das pessoas com endometriose e dispareunia** apresentam melhora significativa após 12 semanas de fisioterapia focada em técnicas de liberação miofascial, exercícios de Kegel e reeducação do assoalho pélvico.

Estudo 2: uma pesquisa de 2021 na *Scandinavian Journal of Pain* avaliou a relação entre dispareunia e qualidade de vida relacional. Após a fisioterapia, **75% das pacientes** relataram maior satisfação em seus relacionamentos.

A IMPORTÂNCIA DO AUTOCONHECIMENTO E DA SUPERAÇÃO DE TABUS

Reconhecimento dos pontos de dor

A fisioterapia do assoalho pélvico também busca incentivar o autoconhecimento corporal. A paciente é orientada a identificar os pontos de dor e tensão por meio do toque, aprendendo a realizar exercícios em casa, com foco nas áreas mais sensíveis. Esse processo é essencial para que ela participe ativamente do tratamento.

Superação de preconceitos e tabus

A abordagem do assoalho pélvico ainda enfrenta barreiras culturais e sociais. Muitas pacientes hesitam em explorar essa região do corpo devido a preconceitos ou tabus relacionados à sexualidade e à intimidade. O fisioterapeuta desempenha um papel crucial ao proporcionar um ambiente acolhedor, educativo e respeitoso, ajudando a paciente a compreender que o cuidado com o assoalho pélvico é uma parte fundamental do tratamento. Outro ponto que preciso explicar, principalmente se você, leitor, for um fisioterapeuta, é que essas pacientes são mais sensíveis que a população geral. Isso está relacionado a experiências traumáticas anteriores, à carga de estigmas impostos pela sociedade e pela própria família, além do fato de que muitas dessas pacientes já enfrentam transtornos psicológicos ou psiquiátricos. Daí a necessidade desse acolhimento, dessa compreensão. Lembre-se: ela precisará acreditar em você como alguém que irá diminuir parte ou todo sofrimento que ela vem passando.

COMO A FISIOTERAPIA É REALIZADA?

Ela é feita usando técnicas e práticas específicas.

- **Liberação miofascial intravaginal:** técnicas suaves para liberar tensão nos músculos profundos do assoalho pélvico, essenciais para tratar pontos-gatilho dolorosos.

- **Biofeedback:** dispositivos que ajudam as pacientes a compreender e controlar os músculos do assoalho pélvico.
- **Exercícios de Kegel:** ensinados durante as sessões e praticados em casa, esses exercícios fortalecem o assoalho pélvico, melhoram o controle muscular e ajudam na redução da dor.
- **Alongamentos e técnicas de relaxamento:** incorporam yoga terapêutica e alongamentos específicos para aliviar tensões musculares e aumentar a flexibilidade.

FREQUÊNCIA E DURAÇÃO DO TRATAMENTO

A fisioterapia é geralmente realizada em **duas sessões semanais** de 45 a 60 minutos.

Parece pouco, no entanto, como já explicamos, a paciente normalmente leva para casa alguns exercícios que são ensinados para que ela pratique na sua rotina, como é o caso dos exercícios de Kegel e técnicas de relaxamento, que devem ser realizados em casa **diariamente**, com orientação do fisioterapeuta.

Esse tempo é suficiente, porque normalmente essas pacientes, principalmente nas primeiras consultas, estão muito doloridas. O fisioterapeuta tocará nos pontos de dor. Imagina alguém indo tocar diretamente num ferimento que você tem? A descrição das pacientes após as primeiras sessões de fisioterapia é "Doutor, quando saí de lá, me senti pior, senti mais dor", e minha frase é: "Não desista, a cada sessão isso irá amenizar, continue...". Normalmente, após a quinta sessão, a paciente já apresenta melhora progressiva dos principais sintomas.

Melhorias significativas costumam ser observadas após **8 a 16 semanas**, dependendo da gravidade dos sintomas e da adesão ao tratamento.

RESULTADOS ESPERADOS E ADESÃO AO TRATAMENTO

1. Benefícios clínicos e funcionais

- **Redução da dispareunia:** melhora dos escores de dor em escalas específicas para aferição dessas dores e maior conforto durante a relação sexual.
- **Melhora do controle muscular:** os exercícios de Kegel fortalecem a musculatura, proporcionando maior controle e funcionalidade do assoalho pélvico.
- **Maior satisfação relacional:** pacientes relatam melhora na comunicação e na intimidade com seus parceiros(as).

2. Adesão e continuidade

- **Exercícios em casa:** a prática regular dos exercícios de Kegel é essencial para manter os benefícios obtidos nas sessões de fisioterapia.
- **Apoio do fisioterapeuta:** o vínculo entre paciente e terapeuta facilita a adesão ao tratamento e ajuda na superação de barreiras emocionais ou culturais.

Contarei dois casos de pacientes que acompanhei.

A primeira, chamada Telma. Aos 22 anos, se queixava de dor pélvica intermitente, com piora no período menstrual e dispareunia. Após toda investigação, optamos por iniciar um tratamento clínico: o apoio psicológico. Associado ao que já sabíamos, descobrimos um quadro de vaginismo, uma condição em que ocorre uma contração involuntária dos músculos do assoalho pélvico que cercam a entrada da vagina, tornando a penetração vaginal difícil ou impossível.

Com uma boa adesão ao tratamento, durante seis meses ininterruptos de fisioterapia do assoalho pélvico, Telma apresentou uma melhora importante da dor pélvica e consequentemente do vaginismo.

A outra história é de Edna. Ela foi uma paciente operada por nossa equipe devido a um quadro de endometriose profunda que comprometia o reto baixo. Ela relatou na consulta de retorno, após três meses de cirurgia, uma melhora do quadro de dor, porém ainda se queixava da sensação de micção incompleta (faltava urina para sair), às vezes tendo até que retornar ao sanitário após o término da micção. Optamos por encaminhá-la para fisioterapia do assoalho pélvico com exercícios de Kegel. Depois de vinte sessões, a paciente apresentou melhora dos sintomas.

Na cirurgia de endometriose profunda, um dos locais mais delicados a serem abordados cirurgicamente no compartimento posterior é o trajeto dos nervos hipogástricos (nervos que controlam a micção), que comumente se encontram envolvidos na endometriose, exigindo cuidado e bom senso da equipe médica para diminuir o impacto da ressecção das lesões nessa região. O simples toque nesses nervos pode causar uma dessincronização dos estímulos. A fisioterapia tem um papel fundamental na recuperação da função dessas terminações nervosas.

Após essa compreensão geral da importância da fisioterapia pélvica na recuperação de pacientes com endometriose, deixo uma reflexão para gestores municipais, estaduais e federais quanto à capacitação de profissionais para acompanhamento dessas pacientes no SUS, já que estamos falando que 1 a cada 10 mulheres terão endometriose — dentro de todos os nossos micronichos de convivência haverá uma mulher com endometriose e que precisará de assistência multidisciplinar. Além disso, é necessária a preparação de espaços específicos para a recepção dessas mulheres, já que precisam de uma área com maior preservação da sua intimidade, assim como cotas de marcação para pacientes com essa necessidade especial, uma vez que normalmente as clínicas de fisioterapia estão acostumadas e sistematizadas para tratamento de fraturas, pós-fraturas, problemas de coluna, fibromialgia, enfim, mas não para pacientes com endometriose.

Se você é um colega médico, participe de pelo menos uma sessão de fisioterapia pélvica, entenda como é feita, perceba como a paciente se sente ao final da sessão, você vai entender na prática o mecanismo que falamos anteriormente, e isso vai dar a você a propriedade para falar, prescrever e ajudar a adesão da sua paciente ao tratamento.

Para as clínicas privadas de fisioterapia, sugiro a idealização de um espaço de acolhimento, tanto na recepção quanto na discrição dos ambientes para os procedimentos, sempre evitando a exposição das pacientes às demais.

Para as seguradoras de saúde suplementar, a compreensão da importância da fisioterapia na assistência se vê na necessidade de ampliar a rede de atendimento, facilitando o acesso das pacientes.

Às faculdades de fisioterapia, sugiro a implementação sistemática no curso de uma matéria específica na assistência de pacientes com esse tipo de patologia, assim como cursos de extensão universitária para esse nicho específico.

11. ACUPUNTURA NO TRATAMENTO DA ENDOMETRIOSE: EVIDÊNCIAS E LIMITAÇÕES

A acupuntura é uma prática milenar que vem sendo amplamente utilizada, como terapia complementar para o manejo da dor em diversas condições de saúde, incluindo a endometriose. Porém, a sua eficácia no contexto dessa doença ainda é alvo de discussão científica. Neste capítulo, analisaremos as evidências disponíveis sobre os benefícios, limitações e a aplicabilidade da acupuntura no cuidado de pacientes com endometriose.

EVIDÊNCIAS CIENTÍFICAS DE BENEFÍCIOS

1. **Revisão sistemática e meta-análise (2017):**

Uma revisão avaliou dez ensaios clínicos randomizados que investigaram a eficácia da acupuntura no alívio da dor em mulheres com endometriose. Os resultados indicaram que a acupuntura pode ser eficaz na redução da dor, com melhora significativa nos escores, em comparação aos respectivos grupos controle de cada estudo analisado. Contudo, os autores apontaram limitações nos estudos, como amostras pequenas e falta de uniformidade nos métodos aplicados.

2. **Estudo clínico randomizado (2023):**

Um estudo multicêntrico controlado por placebo examinou 120 mulheres com dor pélvica crônica associada à endometriose. A acupuntura real mostrou-se mais eficaz na redução da dismenorreia em comparação à acupuntura simulada, com uma melhora relatada por até três meses após o tratamento. No entanto, os benefícios começaram a diminuir após a interrupção das sessões.

3. **Revisão narrativa (2021):**

Essa revisão destacou que a acupuntura pode atuar modulando o sistema nervoso central, promovendo a liberação de endorfinas e reduzindo a sensibilização à dor. Também foram relatadas melhorias na circulação sanguínea na região pélvica e redução de processos inflamatórios locais.

LIMITAÇÕES DAS EVIDÊNCIAS

1. **Falta de padronização nos protocolos:**

Muitos estudos apresentam variação nos pontos de acupuntura, na duração e na frequência das sessões. Essa heterogeneidade dificulta a comparação dos resultados e a elaboração de diretrizes claras para o uso da técnica em pacientes com endometriose.

2. **Qualidade metodológica:**

Alguns estudos apresentam limitações, como tamanhos de amostra reduzidos, falta de cegamento adequado e ausência de grupos controle com acupuntura simulada. Essas falhas metodológicas podem comprometer a validade dos achados.

3. **Efeito placebo:**

Estudos sugerem que o efeito placebo desempenha um papel importante na percepção de melhora relatada por algumas pacientes. A crença na eficácia da acupuntura pode influenciar positivamente os resultados.

4. **Evidências contraditórias:**

Enquanto alguns estudos apontam benefícios significativos, outros não identificaram diferenças substanciais entre a acupuntura real e a simulada, reforçando a necessidade de mais pesquisas de alta qualidade.

APLICABILIDADE CLÍNICA

A acupuntura pode ser considerada como parte de uma abordagem multidisciplinar no manejo da endometriose, especialmente para pacientes que buscam alternativas complementares para o alívio da dor.

O que eu espero com a acupuntura:

Modulação da dor através do sistema nervoso central e periférico

A estimulação de pontos de acupuntura ativa fibras nervosas A-delta e C, que enviam sinais para o sistema nervoso central, promovendo a liberação de neurotransmissores como endorfinas, encefalinas e dinorfinas. Esses compostos atuam como analgésicos naturais, reduzindo a percepção da dor.

A acupuntura também influencia a modulação descendente da dor via ativação da substância cinzenta periaquedutal e do núcleo do trato solitário, reduzindo a sensibilidade nociceptiva.

Redução da inflamação sistêmica e local

Pacientes com endometriose apresentam níveis elevados de citocinas pró-inflamatórias, como IL-6 e TNF-α (já explicados em outro capítulo). Estudos indicam que a acupuntura pode diminuir esses marcadores inflamatórios, reduzindo a resposta inflamatória crônica associada à endometriose.

Melhora da circulação sanguínea e redução da congestão pélvica

A estimulação de determinados pontos pode melhorar o fluxo sanguíneo uterino e reduzir a estase venosa na pelve, o que pode aliviar sintomas como cólicas intensas e sensação de peso pélvico.

Regulação do eixo hipotálamo-hipófise-ovário (HHO)

É a saída dos estímulos nervosos desde a cabeça até sua saída pelas vértebras para os órgãos — serão como um grande ninho de nervos.

A acupuntura pode modular a secreção de hormônios, incluindo estradiol, progesterona e FSH, ajudando a equilibrar o ambiente hormonal e, potencialmente, a reduzir o estímulo proliferativo sobre os implantes endometrióticos.

QUAL A TÉCNICA?

Normalmente, ao falarmos em acupuntura, vem à mente as agulhinhas sendo espetadas em alguns pontos do corpo, mas ela não é só isso.

A acupuntura envolve:

- as agulhas em pontos estratégicos energéticos;
- a ventosoterapia, que melhora a circulação e a tensão nos músculos;
- a moxibustão, que é a aplicação gelada da erva *Artemisia vulgaris*;

- a auriculoterapia, que é o estímulo de pontos auriculares representando os órgãos afetados para diminuição da dor (útero, ovário, intestino etc.).
- a eletroacuputura, que é a aplicação de radiofrequência nas agulhas, melhorando a circulação e diminuindo a dor e a tensão.

COMENTÁRIOS FINAIS

Vejo como fundamental que a indicação da acupuntura seja feita de forma individualizada, considerando as necessidades da paciente, o preparo profissional e as evidências disponíveis.

Além disso, a acupuntura não substitui tratamentos convencionais, como a terapia hormonal ou cirurgias, mas pode atuar como um complemento para melhorar a qualidade de vida. Vejo também uma outra realidade envolvida: a falta de acesso desse tipo de terapia pelo SUS e convênios médicos, por preços mais atrativos.

Nesse momento, converso abertamente com a paciente sobre quais as evidências que temos, os benefícios e as limitações. Se a paciente pode usar essa terapêutica como um complemento às demais já ofertadas, eu prescrevo, pois a dessensibilização dos pontos de dor pode ajudar até mesmo na adesão da paciente às outras terapias propostas.

Se você deseja fazer acupuntura em pessoas com endometriose, sugiro um estudo profundo da doença ou entenda as demandas das pacientes, para que você consiga a eficácia esperada por todas as partes envolvidas.

A comunicação clara entre médico, paciente e profissionais da equipe multidisciplinar é essencial para alinhar expectativas e garantir segurança na abordagem.

A integração de terapias complementares, como a acupuntura, deve ser baseada em ciência sólida e centrada no bem-estar da paciente, respeitando suas escolhas e necessidades.

12. SAÚDE MENTAL E ENDOMETRIOSE: A NECESSIDADE DE APOIO PSICOLÓGICO E PSIQUIÁTRICO

A endometriose é uma condição complexa que afeta não apenas a saúde física, mas também as dimensões psicológica, social e emocional das pacientes. Para tratar essa doença de forma integral, é essencial uma abordagem multidisciplinar. Neste capítulo gostaria de explorar os desafios e os benefícios do manejo psicológico e psiquiátrico no contexto da endometriose, utilizando casos clínicos para ilustrar as dificuldades e os avanços possíveis. Também mostrarei por que a saúde mental é um desafio para pacientes, família e também para a equipe multidisciplinar.

Na minha experiência no tratamento de mulheres com endometriose, este capítulo chega a ser um dos mais importantes do livro. No transcorrer, você, que me acompanhou até aqui, irá compreender o porquê.

Começarei citando um caso clínico.

PACIENTE JOANA: RESISTÊNCIA AO TRATAMENTO PSICOLÓGICO

Joana, 30 anos, procurou atendimento com queixas de dor pélvica crônica e sangramento menstrual intenso, resistente a medicações. Durante as consultas, demonstrava ansiedade significativa e uma postura defensiva quanto ao acompanhamento psicológico, afirmando que experiências anteriores não foram bem-sucedidas.

Após meses de tratamento clínico sem melhora, Joana optou por cirurgia. Apesar de apresentar uma forma leve de endometriose profunda (grau 1), a paciente era muito sintomática.

Realizada abordagem multimodal pré e pós-operatória (com medicação, fisioterapia e ajustes terapêuticos), sua resistência ao suporte psicológico e psiquiátrico contribuiu para a manutenção do ciclo de dor crônica, prejudicando sua recuperação. Após ser avaliada por vários profissionais, a paciente foi diagnosticada com "visão catastrófica da doença" (da endometriose).

Vamos fazer um parêntese para falar um pouco dessa patologia. A **visão catastrófica da doença** é um padrão cognitivo-emocional em que o paciente interpreta sua condição de saúde de forma exageradamente negativa, acreditando que os sintomas ou o diagnóstico terão consequências devastadoras ou incontroláveis. Esse tipo de pensamento pode gerar sentimentos intensos de medo, ansiedade, desamparo e até desesperança em relação ao futuro.

Como a endometriose é uma doença crônica, a visão catastrófica pode amplificar a percepção da dor, aumentar o estresse emocional e comprometer a qualidade de vida. Pacientes que adotam essa perspectiva tendem a focar mais nos aspectos negativos da condição, temendo complicações graves ou acreditando que nunca terão melhora, mesmo quando há opções de tratamento eficazes. O principal pilar do tratamento dessas pacientes é o acompanhamento psicológico e psiquiátrico e utilizando algumas técnicas:

- **Psicoterapia cognitivo-comportamental (TCC)**: ajuda a identificar e modificar pensamentos disfuncionais.
- **Educação em saúde**: explicações claras sobre a doença e o tratamento reduzem incertezas e medos.
- **Técnicas de relaxamento e mindfulness**: podem diminuir a ansiedade e melhorar o manejo da dor.

> O papel principal do psicólogo e psiquiatra nesses casos é ajudar a paciente a compreender a complexidade da doença sem cair em visões pessimistas, reforçando possibilidades de tratamento e qualidade de vida.

O caso de Joana ilustra como a resistência ao tratamento psicológico e psiquiátrico pode limitar os avanços terapêuticos, mesmo com intervenções clínicas e cirúrgicas bem-sucedidas.

PACIENTE DÉBORA: A SUPERAÇÃO POR MEIO DO TRATAMENTO MULTIMODAL

Débora, 26 anos, uma paciente diagnosticada com endometriose pélvica, chegou ao consultório com queixas de dispareunia (dor durante a relação sexual), inicialmente atribuída à endometriose, que nos exames mostram ser uma endometriose superficial. A dor prejudicava sua vida sexual e emocional.

Com o aceite de um plano de tratamento multimodal, foram prescritas:

- medicação para dor crônica;
- fisioterapia do assoalho pélvico;
- atividade física regular;
- terapia de casal;
- apoio psicológico.

Durante o tratamento, foi identificado que a principal causa da dispareunia não era a endometriose em si, mas sim um quadro de vaginismo (o transtorno caracterizado pela contração involuntária dos músculos do assoalho pélvico durante a penetração).

Com a combinação de fisioterapia especializada e suporte psicológico, Débora conseguiu superar o vaginismo, recuperando a confiança em seu corpo e retomando uma vida sexual de qualidade. Hoje, ela relata uma rotina mais próxima do normal, tanto no aspecto físico quanto emocional.

Esse caso demonstra como o diagnóstico correto e a abordagem multidisciplinar podem transformar a qualidade de vida das pacientes, reforçando a importância de considerar fatores físicos e psicológicos no manejo da endometriose.

Quando falamos de endometriose associada à dor, a transtornos psicológicos e à resistência ao tratamento, me refiro a fatores paralelos que exacerbam essa sequência de sofrimentos que trataremos aqui.

TRAUMAS NA INFÂNCIA E SAÚDE MENTAL

Estudos mostram que experiências adversas na infância (como abuso, negligência ou separação familiar) aumentam significativamente a predisposição a transtornos psicológicos e psiquiátricos, que podem ser exacerbados pela endometriose.

Dados científicos:

- **Abuso sexual:** mulheres com histórico de abuso sexual têm um risco **3 a 4 vezes maior de desenvolver dor pélvica crônica**, após uma análise de 38 estudos (*Journal of Psychosomatic Obstetrics & Gynecology*, 2019). O trauma afeta diretamente a percepção da dor, sensibilizando o sistema nervoso central.
- **Negligência emocional:** mulheres expostas à negligência na infância poderia ter **30% mais risco de desenvolver depressão** e **50% mais risco de ansiedade** na vida adulta (*American Journal of Psychiatry*, 2021).
- **Pobreza extrema:** condições socioeconômicas adversas na infância estão associadas a maior prevalência de transtornos mentais e dor crônica na vida adulta (*Lancet Psychiatry*, 2022).

Neste momento, irei me referir aos profissionais da psicologia que pretendem atender pacientes com endometriose.

Psicologia e Medicina se encontram em vários tratamentos quando falamos da endometriose. Vale ressaltar alguns pontos:

- São problemas que introduzem a fusão de dois campos epistemológicos (que é o estudo do conhecimento, uma área filosófica que estuda a diferença entre a ciência e o senso comum). Distintos do conhecimento, chegar a essa epistemologia pode ou não exigir muito do psicólogo e também do paciente.
- O primeiro é o campo da medicina, cujo objeto de estudo é o organismo (corpo humano), é a busca da causa orgânica, mecanismo causal.

- O segundo campo é o da psicologia, cujo objeto de estudo é o corpo e sua construção (até chegarmos a ser alguém, ter a nossa essência como indivíduo, sujeito).

Nesse momento, a psicologia tem um papel fundamental: fazer essa mulher se conhecer na essência e, a partir daí, elaborar soluções. Parece ser algo simples, mas não é! Todos nós de alguma maneira fugimos de nós mesmos por medo de descobrir o que não queremos. Vale salientar que tudo isso pode ocorrer tanto consciente quanto inconscientemente.

- Corpo e organismo não são coincidentes. Na endometriose isso é bem presente. Mulheres lindas, jovens, na flor da idade, mas destruídas fisicamente (pela dor, fadiga, mal-estar, lesões internas que a doença causa em seus órgãos) e emocionalmente (pela dor, incerteza, incompreensão, insegurança).
- O corpo humano é construído a partir do aparato orgânico.
- A clínica de tratamento da dor crônica evidencia a fusão inexorável entre mente e corpo e precisa ser assim no acompanhamento desse perfil de paciente.
- O corpo é construído a partir das experiências de satisfação e desprazer desde o nascimento, daí a necessidade de um aprofundamento da essência dessas mulheres, muitas vezes sendo necessário ouvir pessoas do vínculo familiar e amigos próximos de infância.

- Desde a primeira sucção, o bebê humano modifica o instinto de sobrevivência por uma experiência de satisfação ou de desamparo, tudo dependerá do cenário de vida dessa criação e será refletido na sua vida adulta.
- O início do registro de memória é: Leite + Afeto (oralidade).
- Dessa forma, as funções fisiológicas são modificadas pela energia pulsional que incide no organismo.
- Uma tensão corporal interna recebe um tratamento mais complexo e sofisticado do que a pura satisfação da necessidade. O que quero dizer aqui é que a amamentação se torna muito mais do que "encher a barriga de um bebê de leite" e um vínculo formado ou não. **É o início de uma trama simbólica que se deposita sobre o organismo e se constrói como corpo (junção orgânica e psíquica)**.

Qualquer disfunção nesse início de vínculo repercute na vida adulta, em como o ser humano lida com as dificuldades e doenças.

É preciso entender que todos os estímulos, bons ou não, que o corpo possa ter transitarão até o cérebro (pensamento), ao mesmo tempo todo pensamento refletirá nos nossos sentimentos e consequentemente no nosso corpo físico.

Isso explica por que, na psicanálise de pacientes com queixas ligadas à endometriose, ao serem submetidas à transição da memória — com foco indireto em situações totalmente recompensadoras para "ela" —, a dor ou qualquer outra queixa em geral deixavam de existir, mas retornavam imediatamente quando a atenção era direcionada novamente para a doença.

Com isso, podemos afirmar que, com a evolução do processo terapêutico, o profissional da psicologia precisa ajudar a paciente na subjetivação da doença, trazendo a melhora da qualidade de vida ao aliviar a manifestação somática.

Depois de conhecer todos os aspectos e origens das queixas dessa mulher, seu tratamento psicológico e psiquiátrico buscará entender onde está presente o conflito psíquico (maus-tratos, pobreza extrema, agressões, abusos físicos, mentais, sexuais) em sua base, que está levando ao corpo uma maneira de expressão, podendo ser essa a dor física.

> A dor é um índice do excesso pulsional manifestada no corpo e que tem valor significante. Associada em cadeia, sua causa é deslocada para outros conteúdos e responde às interpretações de cada organismo, quanto à forma, constância e intensidade.

Esse entendimento da dor como um índice possui um valor terapêutico importante... O que está em jogo no tratamento da cronicidade não é simplesmente fazer com que a dor desapareça, mas permitir que ocorra um deslocamento de sua função prévia como indicadora de perigo, para o surgimento de um sentido subjetivo. Ou seja, o terapeuta precisará trabalhar a dor para fazer a paciente parar de senti-la. No capítulo específico sobre dor crônica ficará mais fácil de entender a complexidade da compreensão da dor, mas aqui irei descomplicar para vocês.

Quando **dor** e **trauma** coexistem — seja o trauma recente ou antigo —, é importante compreender que a dor atual da paciente pode ser uma manifestação secundária desse trauma. Reconhecer essa relação, porém, pode levar tempo. Muitas vezes, o fisioterapeuta só irá identificá-la após várias sessões, enfrentando inclusive oscilações emocionais da paciente que podem dar a impressão de que a abordagem terapêutica não está funcionando. Isso poderá demorar meses e até anos para que essa pessoa se liberte do fardo, e você terá que lembrar que:

- **A pulsão não tem dia nem noite, não tem primavera nem outono, não tem subida nem descida.**
- Que essa mulher, assim como todos nós, é provida de mecanismos de defesa protetivos de excitações pulsionais que a desperta emoções — quero dizer que terão dias em que sua paciente estará tão bem, mas em outros, você sentirá que o seu processo terapêutico está retrocedendo ou nem mesmo existindo. Não desista, faz parte do processo!
- Entenda que o **trauma** é o excesso de excitação que rompe o escudo protetor e, por essa razão, não pode ser processado psiquicamente. Um susto traumático pode ser pego desprevenidamente...
- **Aquilo que não elaboramos, não processamos pelo pensamento, tende a se repetir como busca de compreensão.**
- A dor pode tomar o lugar do evento traumático como proteção de um sofrimento psíquico maior.

- Diante do excesso de estímulo, não há um encadeamento psíquico, e sim a insistência no corpo de algo monótono, indissolúvel.

Outra forma de demonstrar a **dor** é como secundária ao **luto** (dor para suportar a perda):

- Alguns pacientes desenvolvem um quadro de dor crônica após uma grande perda, seja de uma pessoa amada, de um representante de um grande conflito ou ainda de um posicionamento na vida, como no caso de perda de trabalho, divórcio, parentalidade, mutilação ou capacidade física.
- Luto é o processo pelo qual o sujeito renegocia com a perda e se modifica a partir dela. Luto é renegociação com investimento libidinal nos objetos externos. Segundo Sigmund Freud, libido aqui não se refere a sexo (desejo), e sim à energia psíquica investida em pessoas, objetos e relações. Quando alguém perde um ente querido ou algo significativo, essa energia precisa ser realocada. Isso significa que o enlutado precisa "desfazer" a ligação emocional com o que foi perdido e encontrar novos modos de investir sua libido — e um dos retornos pode ser para a doença, a endometriose.
- Diante da perda do objeto, a energia volta para o eu (para a pessoa). Com isso conseguimos compreender a perda de interesse pelo mundo e a consequência pode ser a depressão.
- Nesse momento a psicologia e a psiquiatria entram como potente meio de romper esses mecanismos, evitando assim um colapso psíquico.

- **A dor corporal toma o lugar do sofrimento de forma a ocupar todo o espaço mental.**

Coloquei essa última frase propositalmente aqui para dar uma pausa e relatar um caso que acompanhei — e posso dizer que até me frustrei. Acompanhei uma jovem mulher com endometriose, depressiva, ansiosa e com inúmeras queixas. Depois, descobrimos que existiam incômodos realmente reais, outros, totalmente psíquicos. Essa paciente passou por todas as fases do tratamento da doença, mas permanecia com suas queixas, rodeada de muita revolta, expressões de raiva e ódio. No fundo, percebia que havia muitos traumas envolvidos. Eu sentia que ela sempre entrava acompanhada nas consultas não somente para ter a "proteção de um acompanhante", mas também para não me permitir avançar nos questionamentos em busca de uma verdadeira causa, que posso afirmar que era psíquica. Minha certeza veio quando afirmei sobre a necessidade de um acompanhamento psicológico e psiquiátrico, e com uma expressão de muita raiva, ela deixou o consultório e nunca mais voltou.

RESISTÊNCIA AO TRATAMENTO PSICOLÓGICO E PSIQUIÁTRICO

Muitas pacientes com endometriose resistem ao suporte psicológico por medo de que sua dor física seja invalidada. No Brasil, ainda persiste um preconceito em relação à saúde mental, o que dificulta a adesão a terapias, que poderiam melhorar significativamente a qualidade de vida. É muito mais comum escutar frases como "**Doutor, o senhor está achando que eu tô ficando doida? O que eu sinto é dor,**

doutor, dor! Eu não sou doida não! O senhor também não acredita na minha dor, não é?".

Isso mostra um conceito arraigado, enraizado, de que acompanhamentos psicológicos e psiquiátricos são para pessoas com distúrbios mentais, "loucas", termo pejorativo e altamente preconceituoso para retratar pessoas que perderam o controle de si mesmas.

Dados relevantes:

- Cerca de **25% das pacientes com endometriose** apresentam resistência a intervenções psicológicas (*Journal of Psychosomatic Research*, 2019).
- A não adesão ao suporte psicológico está associada à piora dos sintomas de dor e saúde mental, criando um ciclo difícil de romper.

Essa resistência leva pacientes a ter visão catastrófica da doença — o padrão de pensamento em que a pessoa interpreta sua condição de saúde de forma exageradamente negativa, acreditando que a doença é pior do que realmente é ou que terá consequências inevitáveis e devastadoras. Esse tipo de ideia está relacionado ao catastrofismo, um viés cognitivo que amplifica a percepção da gravidade e dos impactos da enfermidade.

INTERVENÇÕES MULTIDISCIPLINARES

O manejo eficaz da endometriose requer um plano integrado que contemple tanto os aspectos físicos quanto os emocionais da doença.

1. **Terapias psicológicas**

- **Terapia Cognitivo-Comportamental (TCC):** reduz sintomas de dor e sofrimento emocional.
- **Terapia de Processamento de Trauma (TPT):** indicada para pacientes com histórico de abuso ou negligência.

2. **Acompanhamento psiquiátrico**

Depressão, ansiedade e transtorno do estresse pós-traumático (TEPT), frequentemente associados à endometriose, devem ser tratados de forma integrada.

3. **Terapias físicas**

Fisioterapia pélvica, combinada com apoio psicológico, é fundamental para quadros como vaginismo e dispareunia.

4. **Educação e sensibilização**

É essencial educar pacientes e profissionais de saúde sobre a conexão entre saúde mental e dor física, reduzindo estigmas e melhorando a adesão aos tratamentos.

É nessa hora que gosto de conversar francamente com minhas pacientes, exponho muitas vezes minhas fragilidades e a minha busca por equilíbrio e que preciso desse equilíbrio para poder dar continuidade na minha vida pessoal e familiar e na assistência de cada paciente como ela, mantendo minha sanidade. Explico que, nesses mais de 20 anos de formado, escuto muitas histórias felizes, mas muitas vezes tristes e comoventes, e que, se não houver uma separação, um equilíbrio e acompanhamento psicológico, será impossível manter a saúde mental. Esclareço também que aceitar isso não me reduz a uma pessoa "louca", pelo contrário, me vejo como alguém que quer estar melhor física, mental e espiritualmente para exercer minha profissão. Então tento fazer com que minhas pacientes percam essa resistência — em geral, consigo convencê-las.

Os casos de Joana e Débora (ver início deste capítulo) exemplificam diferentes trajetórias no manejo da endometriose. Enquanto a resistência ao suporte psicológico pode limitar avanços terapêuticos, como no caso de Joana, o aceite de um tratamento multimodal, como no caso de Débora, pode transformar positivamente a vida das pacientes.

A endometriose é mais do que uma doença física, ela é uma experiência que afeta múltiplas dimensões da vida de quem a enfrenta.

Portanto, se você, que está lendo, é uma paciente portadora de endometriose, não se renda a tabus, aceite ajuda especializada, busque dentro de você os seus "eus" e use-os a seu favor em busca da sua melhora, para alcançar a tão sonhada qualidade de vida.

Se você é psicólogo ou pretende exercer essa profissão para cuidar de pacientes com endometriose, nesse momento você deve compreender o que eu disse logo no princípio deste capítulo: "quem pretende acompanhar pacientes com endometriose precisa pensar em um cuidado integral, entender a fundo a doença e seus gatilhos". É imprescindível considerar não apenas o corpo, mas também a mente e o contexto social da paciente, sua história. Acredito que este livro lhe ajudará muito.

Se você que leu até aqui é educador ou de algum órgão governamental, invista no tratamento psicológico e psiquiátrico, eles podem ser mais eficazes do que remédio.

Se você é um empregador, profissional de outras áreas da saúde ou parente de uma paciente com endometriose, você a partir de agora não só terá uma melhor percepção das oscilações dessa mulher, mas também estará apto para fortalecê-la, incentivá-la a aceitar o acompanhamento psicológico e psiquiátrico e de sempre reafirmar que ela conseguirá alcançar uma qualidade de vida melhor.

Tratar a endometriose é cuidar da pessoa como um todo, unindo ciência, sensibilidade e acolhimento.

13. A IMPORTÂNCIA DO ACOMPANHAMENTO NUTRICIONAL EM PACIENTES COM ENDOMETRIOSE

O aumento do consumo de alimentos ultraprocessados e a popularidade das refeições rápidas de fast food são aspectos marcantes do estilo de vida moderno. Apesar de sua conveniência, esse padrão alimentar está diretamente relacionado ao crescimento alarmante de doenças crônicas não transmissíveis (DCNT), como obesidade, hipertensão arterial e diabetes tipo 2, preocupando profissionais da saúde em todo o mundo. Não tem como não nos preocuparmos quando vemos esse novo padrão alimentar e precisamos falar de uma doença inflamatória crônica como a endometriose.

A dieta tem um papel fundamental na melhora significativa dos sintomas da endometriose, tanto para pacientes que seguem um tratamento clínico quanto para aquelas que passaram por um procedimento cirúrgico. O manejo nutricional adequado, com foco em estratégias anti-inflamatórias, contribui no controle da dor, na regulação do ambiente inflamatório e em uma qualidade de vida superior.

Costumo encaminhar minhas pacientes, paralelamente ao nutricionista, também ao gastroenterologista. Isso porque condições como intolerâncias ao glúten, à lactose, a corantes e doenças inflamatórias intestinais (como disbiose, doença de Crohn e retocolite ulcerativa) podem ser os grandes vilões quando falamos de sintomas associados à endometriose. Quando não são devidamente diagnosticadas e tratadas, essas condições contribuem para a persistência dos sintomas e o fracasso do plano terapêutico. Por isso, o acompanhamento conjunto é fundamental para que o plano nutricional seja realmente eficaz.

O PAPEL ESSENCIAL DA NUTRICIONISTA ESPECIALIZADA

O acompanhamento nutricional deve ser feito por uma profissional com conhecimento em dietas voltadas para endometriose. Esse suporte transcende os objetivos convencionais de perda de peso ou controle de colesterol e diabetes e se concentra em um plano alimentar personalizado e sustentável para modulação inflamatória.

Observo cada dia mais que precisamos colocar a paciente como protagonista. Ela precisa compreender que a alimentação adequada é parte integrante do seu autocuidado e sucesso terapêutico. Esse envolvimento se torna mais necessário ainda quando falamos de adolescentes, pelas próprias características da idade: rebeldia, senso de independência, tipo de alimentação, ciclos de amizades, enfim, elas precisam estar engajadas na causa.

A PACIENTE COMO PROTAGONISTA

A adesão à dieta anti-inflamatória é um compromisso de longo prazo. Esse envolvimento demanda mudança de hábitos com um entendimento claro dos alimentos que podem agravar a inflamação e daqueles que ajudam a controlá-la. A conscientização e o suporte contínuo promovem um impacto positivo e sustentável.

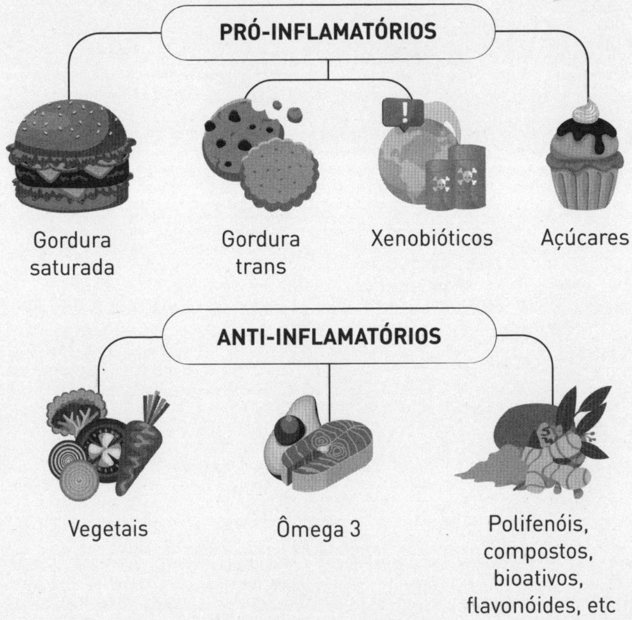

(Adaptado de Freepik)

Vejo que preparar um plano alimentar para uma paciente com endometriose precisa ultrapassar as regras da pirâmide alimentar que aprendemos nas aulas de biologia ainda no período escolar. Para manutenção de uma dieta para toda a vida, o profissional da nutrição precisará lançar estratégias contínuas para que a paciente tenha uma dieta equilibrada, mas que também permita sua adesão. Isso pode exigir adaptações constantes no plano alimentar.

Componentes da dieta anti-inflamatória

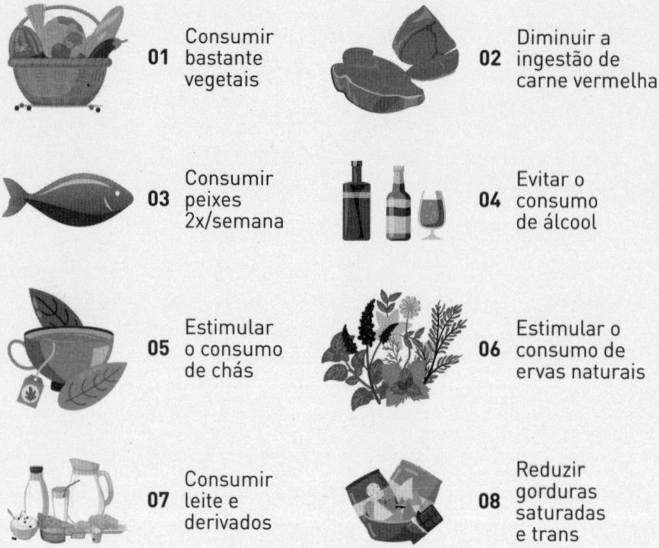
01 Consumir bastante vegetais
02 Diminuir a ingestão de carne vermelha
03 Consumir peixes 2x/semana
04 Evitar o consumo de álcool
05 Estimular o consumo de chás
06 Estimular o consumo de ervas naturais
07 Consumir leite e derivados
08 Reduzir gorduras saturadas e trans

(Adaptado de Freepik)

Alimentos recomendados

Frutas

Peço que priorizem frutas antioxidantes e anti-inflamatórias:

- Frutas vermelhas (morango, mirtilo, amora e framboesa)
- Laranja, kiwi, abacaxi, romã e maçã com casca
- Abacate, pelo seu conteúdo de gorduras saudáveis

Vegetais e verduras

Peço também que consumam diariamente vegetais ricos em compostos anti-inflamatórios:

- Espinafre, couve, brócolis e couve-flor
- Cenoura, abóbora, beterraba e pimentão
- Alho e cebola, que são poderosos antioxidantes

Fontes de proteínas

Escolham proteínas magras e fontes de ômega-3:

• Peixes gordurosos (salmão, sardinha, atum e cavala)

• Frango orgânico e ovos de galinhas criadas soltas

• Leguminosas (feijão, lentilha, grão-de-bico e ervilha)

Gorduras saudáveis

Incluam gorduras anti-inflamatórias:

• Azeite de oliva extravirgem

• Sementes de chia, linhaça e nozes

• Castanhas-do-pará e amêndoas

Suplementos e nutrientes essenciais

• **Ômega-3**: pode ser suplementado com óleo de peixe ou linhaça para reduzir inflamação.

• **Vitamina D**: relevante para o sistema imunológico; sua suplementação deve ser monitorada.

• **Magnésio**: auxilia no alívio de dores e tensão muscular.

• **Curcumina (cúrcuma)**: forte anti-inflamatório, especialmente se combinado com pimenta-do-reino para melhor absorção.

PIRÂMIDE ALIMENTAR DA DIETA MEDITERRÂNEA

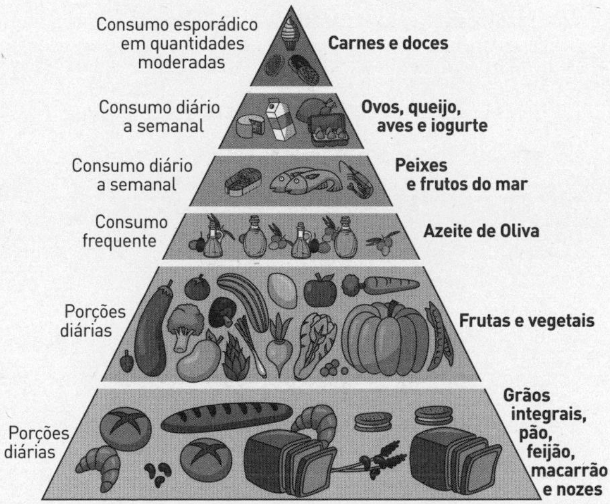
Consumo esporádico em quantidades moderadas
Carnes e doces
Consumo diário a semanal
Ovos, queijo, aves e iogurte
Consumo diário a semanal
Peixes e frutos do mar
Consumo frequente
Azeite de Oliva
Porções diárias
Frutas e vegetais
Porções diárias
Grãos integrais, pão, feijão, macarrão e nozes

(Adaptado de Freepik)

É interessante a forma que algumas nutricionistas trabalham para que seus pacientes tenham adesão à dieta, elas preparam receitas com os ingredientes propostos, gravam esses vídeos e encaminham para suas pacientes. Por exemplo, um pão de grão-de-bico, sem farinhas brancas, sem glúten, tipos de salada com grãos, oleaginosas, algumas misturas para colocar nos preparos, enfim, são meios que ajudam o paciente por fornecerem ideias práticas e que as estimulem a provar novos sabores.

O mecanismo de ação dos alimentos inflamatórios

Açúcares e carboidratos refinados

Exemplos: doces, pães brancos, massas refinadas, refrigerantes.

- Promovem picos de glicose no sangue, elevando os níveis de insulina e estimulando a liberação de interleucinas **(IL-6)** e **fator de necrose tumoral alfa (TNF-α).**
- Esse aumento inflamatório agrava o estresse oxidativo (já falamos dele em outro capítulo) e contribui para o crescimento das lesões endometrióticas.

Gorduras trans e saturadas

Exemplos: alimentos fritos, margarina, biscoitos recheados, carnes processadas.

- Elevam a produção de prostaglandinas da série 2 **(PGE2)**, associadas a dor e inflamação pélvica.
- Favorecem a angiogênese e a proliferação de lesões endometrióticas.

Glúten e laticínios (em pacientes sensíveis)

Exemplos: pães, bolos, leite, queijos.

- O **glúten** pode aumentar a permeabilidade intestinal, permitindo a passagem de toxinas que estimulam citocinas inflamatórias.
- O consumo de laticínios pode elevar a produção de prostaglandinas inflamatórias em algumas pacientes.

Álcool

Exemplos: vinho, cerveja, destilados.

- Aumenta os níveis de estrogênio ao inibir sua metabolização hepática.
- Contribui para o estresse oxidativo e reduz a absorção de nutrientes antioxidantes.

Carnes vermelhas e processadas

Exemplos: salsichas, bacon, linguiça.

- Contêm compostos pró-inflamatórios, como **aminas heterocíclicas**, que favorecem o crescimento de lesões.
- Estão associadas a maiores níveis de estrogênio livre no sangue.

CASOS CLÍNICOS: O IMPACTO DA DIETA E DO ACOMPANHAMENTO NUTRICIONAL

Caso 1: Luana — O retorno dos sintomas após abandono do tratamento

Luana, uma paciente de 32 anos, diagnosticada com endometriose profunda, apresentava comprometimento de órgãos como ureter, bexiga, parede uterina e intestino. Ela foi submetida a uma cirurgia complexa para remoção das lesões. No pós-operatório imediato, a paciente estava bem recuperada, sem sintomas significativos e com melhora na qualidade de vida.

Durante o primeiro mês após a cirurgia, Luana seguiu rigorosamente o plano multimodal recomendado, que incluía:

- Acompanhamento nutricional com dieta anti-inflamatória
- Prática regular de atividade física
- Manejo do estresse e sono adequado

No entanto, ao sentir-se livre de sintomas, abandonou o acompanhamento. Passou a consumir carboidratos refinados, açúcar em excesso, bebidas alcoólicas e retornou a hábitos prejudiciais, como noites mal dormidas e sedentarismo.

Um ano após a cirurgia, Luana retornou à consulta com queixa de dor no flanco direito. Uma nova avaliação revelou uma lesão compressiva próxima ao ureter direito. Os exames de imagem sugeriam a presença de um grande endometrioma no ovário direito que estava causando efeito compressivo. O quadro era de uma **recorrência associada ao ambiente inflamatório**, exacerbado pelos hábitos alimentares e de vida inadequados, destacando o papel essencial da dieta e do estilo de vida na manutenção dos resultados cirúrgicos e no controle da progressão da endometriose.

Caso 2: Maria — Melhora significativa com dieta e acompanhamento adequado

Maria, uma paciente de 29 anos, foi diagnosticada com endometriose profunda, com comprometimento de vários órgãos, incluindo o intestino. Ela passou por uma cirurgia abrangente para remoção das lesões endometrióticas, com um grande número de lesões no intestino. Durante o pós-operatório, a paciente iniciou um plano multimodal que incluiu:

- Dieta anti-inflamatória
- Acompanhamento nutricional
- Atividade física regular com personal trainer

No retorno para acompanhamento de controle anual, Maria, que sempre foi magra, apresentou uma excelente recuperação, com boa condição física e emocional. Ela relatou ter adotado uma rotina rigorosa de treino e alimentação saudável, transformando-se em uma atleta. A paciente mencionou que a mudança de hábitos alimentares e o acompanhamento nutricional contribuíram diretamente para a melhoria de sua qualidade de vida, com controle significativo dos sintomas e aumento da disposição geral.

Caso 3: Luciana — um exemplo de quando colocamos uma adolescente como protagonista da sua história

Luciana, 15 anos, bastante sintomática. Após terminarmos toda investigação, como já tínhamos uma boa anamnese, já sabíamos bem seus hábitos alimentares típicos de um jovem: não comia nenhuma fruta, nenhum legume, nenhuma verdura, uma dieta bem comprometedora para uma paciente com endometriose. Após cinco meses, recebi a mãe para uma consulta de rotina. Acreditem: após a nossa consulta e explicações, a jovem mudou completamente seus hábitos alimentares e estilo de vida. Com isso, com apenas três meses da introdução de uma dieta adequada houve uma melhora dos principais sintomas (dor, metrorragia — termo que se refere ao sangramento uterino anormal por ser fora do período menstrual habitual) sem precisar ir à urgência para medicalização.

Maria e Luciana são exemplos claros de como a adesão ao tratamento nutricional adequado e a mudança de estilo de vida podem não só melhorar os sintomas da endometriose, mas também promover um estilo de vida saudável e equilibrado, proporcionando bem-estar a longo prazo.

Caso 4: Eva — Perda de peso e excelente recuperação pós-cirúrgica

Eva, uma paciente de 54 anos, diagnosticada com endometriose profunda, estava lidando com sobrepeso, ansiedade e depressão. Ela estava em uso de medicações para controle dos sintomas de saúde mental, o que complicava sua condição geral. Juntamente com uma equipe de especialistas, optamos por um planejamento nutricional, acompanhamento com endocrinologista, controle do peso e mudança de hábitos alimentares. O objetivo era melhorar o ambiente cirúrgico para um procedimento mais seguro, com menor risco de complicações e uma recuperação mais eficaz.

Antes da cirurgia, Eva perdeu 19 kg seguindo o plano alimentar e com a prática de atividade física regular. Sua condição física melhorou consideravelmente, e ela estava mais forte e saudável para enfrentar a cirurgia. A operação foi realizada com sucesso, e o pós-operatório foi excelente, com uma recuperação rápida e sem complicações.

Este caso reforça a importância do acompanhamento nutricional antes de uma cirurgia complexa, mostrando que a perda de peso e a melhora na condição física e emocional podem impactar positivamente o transoperatório e pós-operatório, proporcionando melhores resultados a longo prazo.

Esses quatro casos clínicos ilustram claramente como a adesão ao acompanhamento nutricional adequado e a mudança de hábitos de vida podem alterar significativamente os resultados no tratamento da endometriose, tanto no controle da doença quanto na recuperação pós-cirúrgica.

Se você que está lendo é uma paciente com endometriose, deixarei um conselho como se você fosse minha paciente (digo isso para todas): **a nutricionista que você escolheu precisa ser sua maior aliada, sua amiga.** Digo isso porque sabemos que ninguém vive sem comer. Se uma dieta não for bem elaborada de acordo com os gostos da paciente, facilmente ela abandonará o plano alimentar, e no caso de uma paciente com endometriose, ele **precisa ser para a vida toda**.

Então, leia novamente alguns dos itens que coloquei como sugestão de alimentos anti-inflamatórios, logo comece a buscar ideias para adaptações constantes, isso irá ajudar você na adesão à dieta.

Mas vale dizer uma coisa: se permita!

Ninguém consegue viver a dieta a vida inteira. Então, se "uma vez ou outra" for para uma festa e quiser comer algo fora da dieta, coma! Se for convidada para um churrasco (na minha dieta não costumo comer muita carne vermelha), coma, se permita!

Se não... a sua vida vai ficar muito chata.

No outro dia, você volta à programação normal, e está tudo bem!

Se você que está lendo é um colega médico, peça para ver a dieta das suas pacientes, tenha a curiosidade de saber o que ela come, como ela come, comemore com ela os ganhos que ela teve. Uma dica: comemore as medidas perdidas, será um estímulo a mais para ela continuar no plano dietético.

Se você é um gestor, espero que você implemente as novas regras em vigor pelo governo federal na alimentação escolar (apenas 10% de alimentos ultraprocessados) e que possa se expandir para outros setores da sua gestão. Isso trará muito mais saúde para seus prestadores de serviço. Amplie o acesso das pacientes a um profissional da nutrição, você vai ver que será um dinheiro muito bem investido, você economizará em remédio, internamentos e intervenções cirúrgicas.

14. ENDOMETRIOSE E INFERTILIDADE: DESAFIOS, TRATAMENTO E CAMINHOS POSSÍVEIS

A infertilidade associada à endometriose é uma experiência repleta de desafios emocionais e físicos. Para muitas pacientes, a jornada para a maternidade é marcada por ansiedade e frustração, sentimentos frequentemente intensificados pela falta de informações claras e apoio adequado.

Às vezes, quando uma paciente com história de infertilidade e uma busca sem fim entra no meu consultório, e eu pergunto "como posso ajudá-la?", vendo um mix de sentimento, uma carga emocional em decorrência de experiências negativas, em busca de uma última saída para um problema que até então não teve solução — um grito por ajuda.

Neste capítulo, irei abordar os mecanismos pelos quais a endometriose compromete a fertilidade, as abordagens terapêuticas e as alternativas reprodutivas disponíveis.

Mais do que dados, este capítulo será uma conversa aberta com você para que entenda o impacto dessa condição e encontre um caminho humanizado para a maternidade, seja você a paciente propriamente dita, um familiar (direto ou indireto), amigo, colega de trabalho ou integrante da equipe multidisciplinar envolvida nessa assistência.

COMO A ENDOMETRIOSE COMPROMETE A FERTILIDADE?

A endometriose é caracterizada pela presença de tecido semelhante ao endometrial fora do útero, o que provoca inflamação crônica e formação de aderências. Essa resposta inflamatória cria um ambiente hostil; gosto de exemplificar para minhas pacientes assim: imagine uma casa desarrumada em que você busca algo, procura num lugar, depois no outro, e tem dificuldade para encontrar, dificuldade até de se ambientar nesse espaço, esse é o cenário de uma mulher com endometriose sem tratamento para uma concepção, reduzindo a qualidade dos óvulos, dificultando a permeabilidade tubária e alterando o potencial do útero para sustentar uma gravidez.

Impacto no ovário

Os endometriomas comprometem a reserva ovariana. Estudos mostram que o tecido ovariano saudável é reduzido tanto pela presença de cistos quanto pela cirurgia para removê-los.

O principal mecanismo de prejuízo ocorre por meio da destruição e do comprometimento do tecido folicular saudável, resultando na redução do número de folículos antrais disponíveis. Isso ocorre porque o conteúdo cístico do endometrioma contém mediadores inflamatórios, como citocinas pró-inflamatórias (IL-6, TNF-α) e radicais livres, que induzem estresse oxidativo e apoptose (morte) celular. Além disso, o crescimento do endometrioma exerce pressão sobre o tecido ovariano funcional, limitando o espaço para folículos em desenvolvimento e causando atrofia do córtex ovariano.

Já a excisão cirúrgica do endometrioma, embora necessária em endometriomas maiores, pode estar associada à remoção inadvertida de tecido folicular normal.

Danos às trompas de Falópio

Aderências deformam a anatomia pélvica e impedem a captação do óvulo.

Alterações uterinas

A inflamação afeta a receptividade endometrial, e a adenomiose reduz as chances de implantação embrionária ao alterar a contratilidade uterina, tudo graças ao ambiente hostil como descrevi anteriormente.

O VALOR DA CRIOPRESERVAÇÃO PRECOCE

Muitas mulheres adiam a maternidade devido a estudos e carreira. A preservação de óvulos é uma estratégia valiosa para proteger o potencial reprodutivo diante da progressão natural da endometriose. Estudos revelam que pacientes com endometriose tendem a ter uma diminuição precoce da reserva uterina e a entrarem na menopausa antes da hora.

Esse é um dos motivos que estimulo minhas pacientes com endometriose — mesmo aquelas que têm desejo gestacional, mas que nesse momento ainda não podem realizá-lo — a, no mínimo, dosarem seu Hormônio Anti-Mulleriano (HAM), um preditor da reserva ovariana dessa mulher. Dependendo do resultado, incentivo fortemente a preservação de óvulos como aumento da garantia na possibilidade de uma gestação futura.

ANSIEDADE, FAMÍLIA E O PESO DAS PRESSÕES SOCIAIS

A infertilidade traz um peso emocional que vai além do diagnóstico médico. Comentários bem-intencionados, mas mal-informados, sobre o tempo ideal para engravidar como **"e o bebê vem quando?"**, **"tá demorando a se decidir, hein?"**, **"cuidado para não se arrepender!"**, aumentam ainda mais a ansiedade das pacientes e seus parceiros. Essa carga emocional, frequentemente invisível para os outros, se torna um martírio para elas, que precisam de compreensão e apoio contínuo.

TRATAMENTOS CIRÚRGICOS: QUANDO E POR QUE SÃO INDICADOS?

Nem toda paciente com endometriose precisa de cirurgia, mas para aquelas com infertilidade, alguns procedimentos podem melhorar o ambiente pélvico:

- **Excisão de endometriomas**: quando bem indicada e executada, melhora as chances de uma gravidez assistida. Lembrando que, pelos novos consensos, nem todos os endometriomas necessitam ser retirados, cada caso precisa ser discutido e individualizado sempre avaliando os riscos e benefícios, e a paciente e seu parceiro precisam estar diretamente envolvidos nessa decisão.
- **Lise de aderências**: é a liberação de tecidos que se prenderam uns nos outros após cirurgias, após infecções pélvicas ou pela endometriose, com objetivo de restaurar a anatomia pélvica normal, favorecendo a fertilidade espontânea.

- **Tratamento de nódulos e adenomiose**: melhora o ambiente uterino para a implantação.

A CIRURGIA CERTA NO MOMENTO CERTO

Uma avaliação cuidadosa, guiada pelo desejo de preservar a fertilidade, é fundamental. A decisão deve ser compartilhada entre paciente, parceiro e médico.

Mas por que esse subtítulo "Cirurgia certa no momento certo"? Deixa eu me explicar.

Inúmeros estudos mostram que idealmente a primeira cirurgia deve ser a resolutiva para uma mulher com endometriose. Cirurgias sucessivas colocam em risco não só a fertilidade, mas aumenta o risco de lesões inadvertidas, trazendo prejuízos à paciente. Sendo assim, a cirurgia deve ser realizada com o objetivo não só de retirar um endometrioma ou liberar uma trompa, mas como parte de um tratamento completo da doença. Além disso, precisamos salientar que o melhor momento para gestação de uma paciente que passou por cirurgia é dentro do primeiro ano pós-operatório, já que, após esse período, as aderências podem novamente dificultar uma gestação espontânea.

ALTERNATIVAS REPRODUTIVAS E CAMINHOS PARA A MATERNIDADE

Quando os métodos convencionais não funcionam, outras opções se apresentam:

- **Fertilização in Vitro (FIV)**: uma das opções mais eficazes, especialmente em casos com fator tubário comprometido.

- **Ovodoação**: para pacientes com baixa reserva ovariana. É a fecundação através de óvulos doados com posterior implantação.
- **Barriga solidária e adoção**: caminhos para formar uma família com suporte ético e emocional.

Esses dois últimos precisam ser muito bem avaliados pela paciente, família e equipe médica, tendo em vista que envolvem fatores éticos, familiares e religiosos que devem ser respeitados.

CASOS REAIS: ANSIEDADE, ESPERANÇA E SUCESSO

Lilian: um caminho em construção

Lilian, uma paciente de 32 anos, foi operada há dois anos para tratamento de endometriose profunda. Com exames laboratoriais e de imagem normais, ela ainda não conseguiu engravidar. A ansiedade pela gravidez espontânea a levou, junto ao parceiro, a considerar a fertilização in vitro. Esse caso, que acompanho de perto, reflete o impacto emocional da infertilidade e a importância de uma abordagem empática e compartilhada para se tomar as melhores decisões.

Jennifer: uma história de sucesso e surpresa

Jennifer, de 28 anos, optou pelo tratamento clínico para endometriose, aderindo com comprometimento a um plano dietético e terapêutico. Para minha surpresa, ela conseguiu uma gestação espontânea após meses de manejo clínico. Hoje, seu bebê saudável, de 6 meses, é um símbolo de esperança e sucesso, e participar desse processo me trouxe uma enorme satisfação profissional e pessoal.

A infertilidade é um desafio do casal, mas também do médico que caminha ao lado deles. Precisamos ter empatia e preocupação com a fertilidade dessas mulheres. Às vezes focamos tanto na doença, na dor, nos acometimentos e esquecemos que a mulher é muito mais do que uma pessoa com endometriose.

Como gestor, é preciso implementar um sistema de acolhimento e medidas efetivas para ajudar essas mulheres a conseguir a tão sonhada gestação. Sabemos que os processos de fertilização são onerosos para os cofres públicos, mas outras soluções práticas poderiam ser implementadas para uma ajuda efetiva, por exemplo, treinamento de médicos ginecologistas no SUS, para que nos casos possíveis realizem programas de induções programadas, aumentando a chance de gestações espontâneas.

Com ciência, empatia e um plano individualizado, cada paciente merece esperança, respeito e a chance de buscar o que deseja.

15. A INFLUÊNCIA DA FÉ, RELIGIOSIDADE E ESPIRITUALIDADE NO TRATAMENTO DA ENDOMETRIOSE

A endometriose é uma condição de manejo complexo, com impactos profundos na qualidade de vida. A ciência contemporânea tem demonstrado que aspectos intangíveis, como fé e religiosidade, podem influenciar positivamente o bem-estar físico e emocional de pacientes com doenças crônicas. Neste capítulo explorei, com base em estudos científicos, como essas dimensões contribuem para a resiliência, o controle da dor e a superação de desafios terapêuticos.

FÉ, RELIGIÃO E RELIGIOSIDADE: DEFINIÇÕES E DISTINÇÕES

Religião refere-se a um sistema organizado de crenças e práticas compartilhadas por uma comunidade, geralmente associada a instituições.

Religiosidade é a expressão pessoal de práticas religiosas, como orações, independentemente da filiação a uma religião específica.

Fé transcende a religião e a religiosidade, sendo uma convicção subjetiva em algo maior que dá significado e propósito à vida. É acreditar em algo que não se vê.

Esses conceitos, embora relacionados, afetam de maneiras diferentes a forma como as pacientes lidam com a dor crônica e as adversidades.

O IMPACTO NEUROLÓGICO DE ORAÇÃO E MEDITAÇÃO NO CONTROLE DA DOR

Estudos de neurociência têm demonstrado que a prática de oração e meditação ativa regiões específicas do cérebro associadas à regulação emocional e ao controle da dor, incluindo:

- **Córtex pré-frontal**: responsável pelo foco e pela autorregulação emocional.
- **Sistema límbico**: envolvido na modulação da dor e na percepção emocional.
- **Regiões de liberação de dopamina e serotonina**: neurotransmissores associados ao bem-estar e à redução do estresse.

Pesquisas por Newberg et al. (2014) e outros indicam que práticas repetitivas de oração podem criar estados neurológicos comparáveis aos induzidos por terapias cognitivas, promovendo relaxamento e diminuindo a percepção de dor.

EFEITOS CIENTÍFICOS COMPROVADOS

- **Redução da percepção da dor**: técnicas contemplativas são associadas à diminuição dos marcadores de estresse, como o cortisol.
- **Melhora na resiliência emocional**: a fé contribui para a criação de narrativas positivas diante de adversidades.
- **Regulação do sistema nervoso autônomo**: o relaxamento induzido pela oração reduz a ativação simpática, promovendo um estado fisiológico favorável à recuperação.

APLICAÇÕES CLÍNICAS

Médicos e equipes de saúde podem se beneficiar ao reconhecer o papel da fé e da religiosidade como elementos complementares de um tratamento integral. Isso inclui encorajar práticas que promovam bem-estar emocional e oferecer suporte empático a pacientes que valorizam essas dimensões.

> Precisamos perguntar qual a religião, a fé das nossas pacientes, não apenas para saber se aceitam ou não transfusão de sangue, se guardam ou não o sábado, se consomem bebida alcoólica ou não, mas sim para que possamos usar esse dado como mais um elemento para conseguir o sucesso terapêutico que tanto desejamos.

Mas, ao perguntar, esteja preparado para o que vai ouvir e deixe de lado o preconceito. Já falamos aqui: queremos aproveitar esse dado como aliado ao nosso tratamento.

Sabemos que cada um tem sua fé e religiosidade, eu também tenho a minha, mas meu objetivo neste capítulo é mostrar que elas não substituem intervenções médicas, mas são poderosas aliadas no tratamento de condições crônicas, como a endometriose. É assim que eu enxergo, e gostaria que você — empregador, professor, familiar, terapeuta ou colega médico — também reconhecesse o valor da fé de uma paciente com endometriose. Independentemente das suas próprias crenças, encare a fé dela como uma aliada na abordagem centrada na paciente. Utilize esse aspecto como uma ponte para fortalecer o vínculo terapêutico: pergunte sobre seu culto, sua oração, sua comunidade de fé. Esse interesse genuíno pode ampliar as possibilidades de sucesso no tratamento.

16. O PAPEL DA ENFERMAGEM E DA ASSISTÊNCIA SOCIAL NO CUIDADO DE PACIENTES COM ENDOMETRIOSE

A endometriose é uma condição que vai muito além da dor física. Ela impõe desafios emocionais, sociais e profissionais às mulheres que convivem com a doença, tornando sua jornada uma luta constante por acolhimento, diagnóstico e tratamento adequado. No centro dessa trajetória, a equipe de enfermagem e as assistentes sociais desempenham um papel fundamental não apenas no suporte técnico, mas também ajudando no encurtamento do diagnóstico, como na humanização do atendimento, na sensibilização da equipe multiprofissional e na defesa dos direitos dessas pacientes.

Muitas dessas mulheres chegam aos serviços de saúde após anos de peregrinação, passando por incontáveis atendimentos nos quais sua dor foi subestimada ou negligenciada. Isso ocorre facilmente devido à troca sucessiva de plantonistas, o que dificulta o acompanhamento contínuo. Elas só começam a ser reconhecidas quando retornam várias vezes ao mesmo plantão, geralmente com as mesmas queixas. Frequentemente, são vistas como hipocondríacas, histéricas ou exageradas, reflexo da falta de conhecimento e da persistência de estereótipos de gênero na medicina. O desprezo pela dor feminina não é um fenômeno novo, mas nas mulheres com endometriose, ele se manifesta de forma cruel, levando muitas a recorrerem a doses cada vez mais altas de analgésicos, anti-inflamatórios e opioides na tentativa de retomar alguma "qualidade de vida" — o que funciona por um tempo, até que a doença avance e o organismo se dessensibilize aos medicamentos habituais. Nesse momento, elas começam a "ser percebidas por todos".

É nesse contexto que enfermeiras, técnicas de enfermagem e assistentes sociais se tornam agentes cruciais na assistência a essas pacientes. Explicarei mais para frente por que digo isso.

Quando cursava o sexto período de medicina, havia uma professora de semiologia (ciência que estuda os sinais e sintoma das doenças humanas) que dizia o seguinte: "seja amigo das enfermeiras e técnicas de enfermagem, elas são as profissionais que estarão a maior parte do tempo com suas pacientes; muitas vezes elas passam todos os detalhes que você busca para fechar um diagnóstico e conseguir um tratamento eficaz". E é isso que continuo percebendo mesmo após mais de duas décadas de formado. São elas que muitas vezes realizam o primeiro acolhimento, oferecem suporte emocional e têm um olhar atento para identificar sinais de sofrimento psicológico e até mesmo de dependência química em mulheres que se tornaram reféns da medicação para suportar o dia a dia.

O PAPEL DA ENFERMAGEM NO ACOLHIMENTO E NO DIAGNÓSTICO PRECOCE

Os profissionais de enfermagem têm uma posição estratégica na triagem, no acompanhamento e na continuidade do cuidado com as pacientes com endometriose. Sua atuação se destaca em diversos pontos do atendimento:

- **Atenção aos sinais e sintomas:** muitas pacientes relatam sintomas inespecíficos, e a enfermagem pode auxiliá-las na triagem, percebendo padrões que indiquem uma possível endometriose, como dor pélvica crônica, dismenorreia intensa, distúrbios gastrointestinais e fadiga.
- **Acolhimento humanizado:** o simples fato de ouvir sem julgamentos a paciente, validando sua dor e sofrimento, já pode ser transformador. Esse acolhimento reduz a frustração e o impacto emocional da peregrinação médica.
- **Educação em saúde:** muitas mulheres não compreendem sua condição ou não sabem que há alternativas terapêuticas além das que já tentaram. A enfermagem pode oferecer informações sobre a doença, os tratamentos disponíveis e a importância do acompanhamento multiprofissional.
- **Adesão ao tratamento:** o suporte contínuo da enfermagem contribui para que a paciente compreenda a necessidade de seguir o plano terapêutico, evitando abandono ou automedicação excessiva.

A enfermagem desempenha também um papel crucial no cuidado perioperatório de pacientes submetidas a cirurgias para endometriose, como a laparoscopia. Intervenções de enfermagem abrangentes durante o período perioperatório podem melhorar significativamente os resultados clínicos, reduzir a ansiedade e a depressão, aumentar a adesão ao tratamento e a satisfação das pacientes, além de minimizar complicações pós-operatórias. Essas intervenções incluem suporte psicológico, estratégias personalizadas para manejo da dor, mobilização precoce e intervenção rápida em caso de complicações.

Nesse contexto escrevi algumas linhas antes sobre os cuidados iniciais da assistência e diagnóstico. Observo que os serviços que se propõem a receber pacientes com esse perfil de tratamentos cirúrgicos necessitam capacitar ainda mais esses profissionais.

Essa é uma crítica construtiva diante do dia a dia nos blocos cirúrgicos e alas de enfermaria. Vejo com frequência profissionais que não entendem a gravidade de certas pacientes, a complexidade dos procedimentos que elas passaram e a importância de um olhar mais atento a essas mulheres. Esse é um dos motivos que vez por outra gosto de parar no posto de enfermagem e mostrar trechos de determinada cirurgia para alguns profissionais; percebo um olhar de perplexidade estampado em suas faces e o comentário "nossa, eu não imaginava que era algo tão sério, tão complexo e arriscado". Apresentar as situações vivenciadas faz com que esses profissionais se sintam mais comprometidos naquela assistência.

Mas você está querendo dizer que eles não são comprometidos? Não, não é isso. Deixa eu me explicar.

Quando uma paciente tem uma endometriose profunda com comprometimento intestinal, na maioria das vezes nós prescrevemos um preparo intestinal (cada equipe tem suas técnicas; existem vários protocolos e observações quanto a isso). Quando a enfermagem entende o procedimento que essa paciente irá passar — que pode ser ressecções pequenas ou maiores do intestino —, isso melhora a assistência no pré e pós-operatório. Vez por outra escuto no pós-operatório de paciente com menos de 24 horas de cirurgia: "Doutor, sua paciente está bem, só reclamou que ainda não defecou, o senhor vai prescrever alguma coisa?". Normalmente, pacientes que têm o risco de passar por grandes ressecções intestinais, tenho como costume solicitar um preparo intestinal nas horas que antecedem a cirurgia, fazendo com que esse intestino esteja vazio para a cirurgia e imediatamente no pós-operatório. Como nessa fase geralmente a paciente come pouco, muitas vezes seguindo uma dieta pastosa, ela não terá bolo fecal para eliminar de imediato. Então, no primeiro momento, nossa preocupação não é se ela defecou ou não, mas sim se conseguiu eliminar flatos, eructar etc.

Outra situação que também nos deparamos é em relação à sonda vesical de demora: retirá-la ou não e a importância da medição da diurese e coloração.

Nas cirurgias de endometriose, comumente necessitamos dissecar e manipular áreas bem arriscadas dos ureteres, que exigem experiência e cautela por parte dos profissionais envolvidos. Em alguns casos, também são necessárias outras ressecções de parte da bexiga acometidas pela doença. A enfermagem está envolvida no processo; entendendo a fundo o que ocorreu durante o procedimento ajudará nos cuidados dos principais sinais de alerta na recuperação.

Outro ponto que vejo bastante e que me causa receio no pós-operatório desse tipo de cirurgia é o ato de deambular precocemente. Muitas vezes realizo visitas às minhas pacientes pós-operadas duas vezes ao dia, em horários não habituais, e vejo essas pacientes ainda acamadas, e eu mesmo as levanto. Explico sempre para elas que a recuperação da cirurgia de endometriose profunda é inversamente proporcional a estar na cama, quanto mais tempo em cama mais dor, mais resultados arrastados e maior o risco de complicações. Nessa parte a enfermagem exerce um trabalho essencial para que essas recomendações sejam cumpridas, mas ainda vejo temores quanto ao se levantar precocemente. Trato de explicar que isso faz parte de um protocolo, o protocolo ERAS, que irei abordar em um outro capítulo.

O PAPEL DAS TÉCNICAS DE ENFERMAGEM NO SUPORTE DIÁRIO

As técnicas de enfermagem são fundamentais no atendimento direto às pacientes com endometriose, especialmente em serviços de urgência e internação.

São elas que:

- administram medicações e acompanham a resposta ao tratamento, podendo identificar falhas terapêuticas precocemente;
- oferecem suporte na realização de exames e procedimentos, reduzindo o desconforto e a ansiedade da paciente;
- criam vínculos de confiança, tornando-se referência para a paciente dentro da equipe de saúde.

Muitas vezes são essas profissionais que percebem o impacto da dor na rotina das pacientes e notam quando uma mulher está recorrendo com frequência a atendimentos emergenciais, como já descrevemos no começo deste capítulo, o que pode ser um sinal de sofrimento intenso ou de uso abusivo de analgésicos.

Dou uma pausa aqui para contar um caso que acompanhei. Fui chamado para dar um parecer em um dos hospitais que trabalho. Ao descer do elevador e entrar em um corredor comprido, havia um grande silêncio, já que estávamos na tarde de um sábado, continuei dando minhas passadas, um tanto desatento, olhando as mensagens no celular, quando comecei a perceber uma voz, uma súplica, conseguia perceber nas palavras um pedido com fé e choro ao mesmo tempo. Cheguei ao posto de enfermagem, me apresentei e disse que tinha vindo dar o parecer da paciente Ana, assim chamaremos, e para minha surpresa, era o apartamento onde eu acabara de passar. A enfermeira me apresentou o caso: era uma paciente com endometriose pélvica profunda, com diversos internamentos; ela já havia morado em vários países, negligenciada por muitos anos quanto ao diagnóstico. Naquele momento o cenário havia mudado, ela viciara em analgésicos, passava por transtornos comportamentais graves, e ainda era resistente ao acompanhamento psicológico e psiquiátrico — um caso de difícil condução. Confesso que foi um dos casos mais complexos que havia visto até então. Voltemos para a cena do corredor: ao entrar no apartamento, observei uma técnica de enfermagem de mãos dadas com a paciente, dizendo "não tenho mais nada a fazer por você, vamos orar juntas, lembra que da outra vez aliviou a sua dor?". Aquilo me comoveu muito, conseguem imaginar o envolvimento dessa profissional com o sofrimento daquela mulher?

Esse exemplo revela o que quero transmitir para você, profissional de enfermagem que está lendo este capítulo: a necessidade de se sensibilizar com essas mulheres, de tentar fazer o que for possível para que nesse internamento elas tenham um tratamento eficaz que minimize a sua dor, que chegue a um diagnóstico.

Aproveito também para falar também com você, paciente portadora de endometriose, e seus acompanhantes. A psicologia explica que uma paciente com dor perde todos os pudores e limites ao buscar algo que cesse o sofrimento. Isso muitas vezes faz com que ela se torne intolerante, desrespeitosa e até mesmo agressiva com esses profissionais de enfermagem, dificultando a convivência e prejudicando inclusive uma boa assistência. Temos que lembrar que gentileza é uma via de duas mãos, posso citar aquele ditado popular "gentileza gera gentileza".

O contrário também é verdadeiro, profissionais de enfermagem precisam ter empatia, respeito por essas pacientes, isso contribuirá para um ambiente saudável para todos.

O PAPEL DA ASSISTÊNCIA SOCIAL NA DEFESA E NO ACOMPANHAMENTO DAS PACIENTES

A assistente social desempenha um papel crucial ao atuar na defesa das pacientes com endometriose, que frequentemente enfrentam dificuldades para acessar exames, tratamentos e benefícios trabalhistas. Sua atuação envolve:

- **Garantia de direitos:** muitas mulheres não conseguem manter sua rotina de trabalho devido à doença, mas desconhecem seus direitos previdenciários e assistenciais. A assistente social pode orientá-las sobre licenças médicas, auxílio-doença e aposentadoria por invalidez, quando necessário. Isso é visto com muito mais frequência no serviço público devido à falta de conhecimento, instrução e recursos.
- **Encaminhamento para suporte psicológico**: a endometriose tem forte impacto emocional, po-

dendo levar a quadros de ansiedade, depressão e até transtornos relacionados ao uso de substâncias. Essas profissionais têm um papel fundamental na detecção de abusos sexuais e psicológicos e outras agressões. O olhar atento da assistência social pode fazer a diferença ao encaminhar essas mulheres para acompanhamento psicológico ou psiquiátrico.

- **Combate à negligência e à violência médica:** muitas pacientes relatam ter sido desacreditadas ou até destratadas durante consultas médicas. A assistente social pode ser uma aliada na luta contra a negligência médica e no fortalecimento da voz dessas mulheres dentro do sistema de saúde.
- **Integração com outros serviços:** desde grupos de apoio a iniciativas de reabilitação para dependência química, a assistente social pode articular o acesso dessas mulheres a diferentes formas de suporte.
- **Sensibilidade na identificação da dependência química e no encaminhamento adequado:** um dos aspectos mais delicados no cuidado com pacientes com endometriose é o risco de dependência química devido ao uso prolongado de analgésicos, especialmente opioides. A dor intensa leva muitas mulheres a utilizarem essas medicações de forma recorrente, sem acompanhamento adequado.

A equipe de enfermagem e a assistência social podem desempenhar um papel crucial ao:

- **identificar sinais de uso abusivo de medicações**: mudanças no comportamento da paciente, pedidos frequentes por doses mais altas, uso de múltiplos médicos para obtenção de receitas e sintomas de abstinência podem ser sinais de alerta;

- **dialogar com a equipe médica sobre alternativas terapêuticas:** técnicas, como fisioterapia pélvica, mudanças na dieta e estratégias de manejo da dor, podem reduzir a necessidade de analgésicos fortes;
- **encaminhar para suporte especializado:** pacientes que já desenvolveram dependência química devem ser orientadas para tratamento adequado, evitando estigmatização e garantindo um plano de desmame seguro.

O CUIDADO QUE VAI ALÉM DA TÉCNICA

O tratamento da endometriose exige mais do que protocolos médicos — requer uma abordagem sensível, acolhedora e integrada. Enfermeiras, técnicas de enfermagem e assistentes sociais são peças-chave nessa jornada, garantindo que as pacientes sejam vistas não apenas como números em uma ficha clínica, mas como mulheres que enfrentam uma batalha diária contra a dor, o preconceito e o abandono institucional.

Com um olhar atento, uma escuta ativa e um compromisso com o bem-estar das pacientes, essas profissionais podem transformar vidas, ajudando no tratamento da endometriose e na reconstrução da dignidade e da qualidade de vida dessas mulheres.

Sugiro fortemente cursos de capacitação para esses profissionais na compreensão e condução dessas pacientes. Isso facilitará a assistência adequada, o diagnóstico, o encurtamento dos internamentos e a assistência mais precisa.

17. ENDOMETRIOSE NA MENOPAUSA: RECONHECIMENTO, IMPACTOS E MANEJO

É muito comum pacientes na menopausa chegarem ao consultório questionando sobre a presença da endometriose e sobre a persistência dos sintomas, já que a doença é estrogênio dependente e nessa fase esse hormônio não está mais em evidência.

Explico que a endometriose é frequentemente associada à fase reprodutiva da vida da mulher, mas pode persistir ou até mesmo se manifestar na menopausa. Esclareço que, mesmo na ausência de menstruação, fatores como o diagnóstico tardio ou teorias como a **metaplasia celômica** — que sugere que células do epitélio celômico, que reveste a cavidade peritoneal, têm a capacidade de se transformar em tecido endometrial sob determinadas condições — podem explicar a presença da endometriose na menopausa. Essa transformação anormal resultaria na formação de tecido semelhante ao endométrio fora do útero, contribuindo para o desenvolvimento da doença.

No entanto, o diagnóstico ainda é subestimado tanto por pacientes quanto por profissionais de saúde, o que pode atrasar o início de um tratamento adequado. Neste capítulo busco esclarecer como a endometriose pode impactar a qualidade de vida nessa fase e como é possível viver bem com a doença através de acompanhamento adequado.

Fatores associados à persistência da doença

- **Falta de diagnóstico precoce:** lesões não tratadas durante a vida reprodutiva podem persistir e se manifestar na menopausa.
- **Terapia de reposição hormonal (TRH):** estrogênios exógenos podem estimular lesões residuais.
- **Metaplasia celômica:** a teoria sugere que células do revestimento peritoneal podem se transformar em tecido semelhante ao endométrio, mesmo sem menstruação.
- **Incidência:** estudos indicam que cerca de **2 a 5% das mulheres menopausadas** apresentam sintomas relacionados à endometriose, com maior prevalência naquelas que utilizam TRH.

Sinais e sintomas na menopausa

Embora menos comum, a endometriose na menopausa pode causar:

- **Dor pélvica crônica:** persistência ou agravamento da dor em áreas afetadas.
- **Alterações intestinais ou urinárias:** lesões profundas podem continuar impactando órgãos vizinhos.
- **Massa pélvica:** casos de endometriose ovariana ou em outros órgãos podem mimetizar tumores malignos.
- **Sangramentos inexplicados:** raros, mas possíveis em mulheres com TRH ou em casos de endometriose infiltrativa.

Esses sintomas são frequentemente confundidos com outras condições, como doenças malignas ou intestinais, o que reforça a necessidade de uma avaliação cuidadosa por parte dos profissionais de saúde.

Impactos na qualidade de vida

Mesmo na menopausa, a endometriose pode afetar profundamente a vida da mulher:

- **Aspectos físicos:** a dor crônica reduz a mobilidade e a funcionalidade no dia a dia.
- **Aspectos emocionais:** sentimento de frustração e medo, especialmente pela associação equivocada entre endometriose na menopausa e câncer.
- **Aspectos sociais:** o diagnóstico tardio pode limitar atividades, gerar isolamento e prejudicar relacionamentos pessoais e familiares.

A IMPORTÂNCIA DO RECONHECIMENTO E ACOMPANHAMENTO

Para profissionais de saúde:

- Reconhecer que a endometriose pode persistir ou surgir na menopausa é essencial para evitar diagnósticos equivocados.
- Investigar a história clínica da paciente e utilizar exames como ultrassonografia pélvica, ressonância magnética ou laparoscopia para confirmação.

Para as pacientes:

- Compreender que o diagnóstico de endometriose na menopausa não é motivo de desespero.

- Buscar informações e discutir opções terapêuticas com especialistas, garantindo um manejo eficaz e uma boa qualidade de vida.

TRATAMENTO E MANEJO NA MENOPAUSA

O manejo da endometriose na menopausa depende da gravidade dos sintomas e da localização das lesões:

Tratamento clínico:

- Para mulheres com sintomas leves, o uso de medicamentos pode ser suficiente.
- Ajustes na terapia de reposição hormonal, como a substituição de estrogênios por progestagênios, podem ser recomendados.
- Modular as terapias para os sintomas específicos de cada paciente.

Cirurgia:

- Indicada para casos de dor severa, lesões profundas ou suspeita de malignidade.
- Estudos mostram que até **80% das mulheres** submetidas à cirurgia para endometriose na menopausa apresentam melhora significativa dos sintomas.

Abordagens complementares:

- Acompanhamento psicológico ou psiquiátrico para ajudar na adaptação ao diagnóstico.
- Fisioterapia pélvica para aliviar a dor e melhorar a funcionalidade.
- Atividade física e nutrição anti-inflamatória como coadjuvantes no controle da dor.

EXPERIÊNCIAS REAIS: VENCENDO A ENDOMETRIOSE NA MENOPAUSA

Caso 1

Maria, de 56 anos, começou a sentir dores pélvicas intensas dois anos após a menopausa. Inicialmente tratada como síndrome do intestino irritável, foi diagnosticada com endometriose infiltrativa profunda após investigação. Com cirurgia e ajustes na TRH, conseguiu retomar sua rotina sem dor.

Caso 2

Ana, de 60 anos, havia tido endometriose diagnosticada na juventude, mas nunca tratada adequadamente. Na menopausa, começou a sentir dor lombar e sintomas urinários. Com suporte psicológico e fisioterapia pélvica, encontrou alívio sem necessidade de cirurgia.

Caso 3

Alessandra, de 48 anos, não apresentava sintomas, mas um dos exames de rotina sugeriu endometriose. A investigação foi aprofundada por meio de uma ressonância magnética com contraste e preparo intestinal, que confirmou o diagnóstico, além de revelar a presença de um pólipo e adenomiose. Esse caso chegou para mim para uma segunda opinião, já que o primeiro médico sugeriu uma histerectomia; expliquei primeiro que a histerectomia isolada não trata a endometriose e que no caso dela a endometriose era superficial com apenas pequenos focos. Optamos por realizar uma histeroscopia polipectomia, ablação endometrial e inserção de um DIU de Mirena, com acompanhamento anual. A paciente evolui bem, sem queixas nem evolução da doença no primeiro ano de controle.

Podemos afirmar que a endometriose na menopausa é um diagnóstico possível, ainda que pouco reconhecido. Tanto profissionais de saúde quanto pacientes precisam estar atentos aos sinais e sintomas, valorizando a importância de um acompanhamento especializado.

Com tratamentos personalizados, que podem variar do manejo clínico à intervenção cirúrgica, é possível garantir que as mulheres com endometriose na menopausa tenham uma vida plena e saudável, mesmo diante dos desafios impostos pela doença.

18. TRATAMENTO CIRÚRGICO DA ENDOMETRIOSE: O PAPEL DA CIRURGIA MINIMAMENTE INVASIVA

A endometriose é uma doença enigmática, no mais profundo dessa palavra: obscura, misteriosa, incompreensível. Às vezes, vamos em busca de muita doença e encontramos pouca, ou operamos uma paciente jovem que pensamos ter uma doença inicial e já temos uma doença avançada que exige muito mais de mim e da equipe.

Operar endometriose é isso. Mas aprendi uma regra muito importante, tanto para mim como pessoa quanto pela ética que prezo na minha profissão. Uma vez a Dra. Jordanna Diniz, uma amiga minha, disse algo que me marcou muito: "Faça o melhor pela sua paciente, mas nunca a use para 'aprender'" (explicarei isso a seguir). Guardei essa frase como teoria de vida profissional. Ela também disse: "Operar uma paciente sem conhecer a anatomia é como dirigir um Uber sem carteira".

A endometriose, por ser uma doença extremamente complexa, cada dia mais exige dos profissionais que se propõe a tratá-la entender seu comportamento, estudar técnicas cirúrgicas, aprender a anatomia da pelve profunda (o que não se ensina em nenhuma faculdade). Existem cursos de dissecção em modelo de animal vivo, de cadáver fresco congelado, com objetivo de aprender a tratar uma patologia em todas as esferas. Além disso, podemos aproveitar as mentorias em grupo ou individuais, que ajudam a perder o medo das dissecções de regiões extremamente delicadas e ensinam a lidar com a complicações. Eu realizei a metodologia cirúrgica do Professor Marcelo Vieira, cuja mentoria foi fundamental para minha precisão cirúrgica. Em todas as suas vindas a Recife, participações em cirurgias e nas dicas preciosas *hands-on*, aprendi a importância de conhecer os marcos anatômicos para uma cirurgia completa e segura e, acima de tudo, a como lidar com as complicações.

Isso exige: interesse, dedicação, tempo, dinheiro, se abdicar de coisas e de pessoas, para, aí sim, colocar as mãos e tratar com segurança uma paciente que tem tanta complexidade, minimizando danos. É nesse sentido que me refiro ao "não usar a paciente para aprender".

Da mesma forma, destaco o CadáverLab, que fiz no Grupo Naveg, com os professores Dr. Paulo Ayroza e Dra. Helizabeth Salomão.

Preparar-se para entrar nesse campo de batalha que é a cirurgia ajudará o profissional na escolha adequada da técnica, e isso será crucial para a segurança e o sucesso do manejo. A videolaparoscopia e a cirurgia robótica são as abordagens recomendadas por sua superioridade na visualização, precisão e menor risco de complicações em comparação com a laparotomia (cirurgia aberta).

Vale salientar que, até os dias de hoje, a ciência realizou diferentes estudos e ainda não se pode afirmar a superioridade entre as vias videolaparoscópica e a cirurgia robótica para o tratamento da endometriose. Porém, vários estudos já foram publicados, outros estão em evolução, trazendo novos dados e sugerindo que a plataforma robótica diminuiria o tempo cirúrgico, o sangramento, a dor e assim traria melhores resultados gerais. Eu acredito que a plataforma robótica trará isso e um pouco mais com o tempo.

Neste capítulo, irei explorar a importância das técnicas minimamente invasivas, a abordagem multidisciplinar necessária para cirurgias complexas e os cuidados pré e pós-operatórios para otimizar a recuperação.

LIMITAÇÕES DA LAPAROTOMIA

A laparotomia apresenta desvantagens significativas para o manejo da endometriose, incluindo:

- **Visualização restrita:** a visão direta do campo cirúrgico é insuficiente para identificar lesões profundas ou disseminadas com precisão.
- **Trauma cirúrgico maior:** incisões extensas resultam em mais dor, maior risco de infecções e maior tempo de recuperação.
- **Aumento das aderências pós-operatórias:** o trauma tecidual e o tempo cirúrgico prolongado contribuem para a formação de novas aderências.

Estudos mostram que pacientes submetidos à laparotomia enfrentam taxas de complicações três vezes maiores em relação à laparoscopia (Ju et al., 2009). Além disso, o tempo de recuperação e retorno às atividades normais é significativamente mais longo.

BENEFÍCIOS DA CIRURGIA MINIMAMENTE INVASIVA

A laparoscopia e a cirurgia robótica proporcionam vantagens claras:

- **Visualização e precisão avançadas:** a laparoscopia permite uma ampliação de até 15 vezes, enquanto a cirurgia robótica oferece movimentos precisos e controle melhorado, fundamentais para a remoção de lesões profundas e complexas.
- **Menor trauma e risco de complicações:** incisões menores reduzem a dor, o tempo de internação e as chances de complicações graves, como infecções e sangramentos.
- **Preservação da fertilidade:** estudos indicam que a laparoscopia oferece maior preservação da reserva ovariana em comparação à laparotomia no tratamento de endometriomas (Yu et al., 2025), isso é possível quando nos permite retirar lesões, sem lesar tecidos sadios que chamamos de estroma ovariano.

A ABORDAGEM MULTIDISCIPLINAR

A endometriose pode afetar diversos órgãos além da pelve, exigindo uma equipe de especialistas para um tratamento abrangente, seguro e que gere menor morbimortalidade para essas pacientes.

Esses profissionais são:

Cirurgião ginecológico

Tratará da ressecção em bloco das lesões presentes buscando preservar ureter, vasos e os nervos que estão naquela região pélvica afetada. Normalmente é necessária uma reorganização pélvica já que as lesões levam a aderências de um órgão ao outro, chamamos isso de **liberação das aderências pélvicas e restauração da anatomia**.

Quando a paciente tem desejo gestacional, buscamos não apenas a liberação das aderências, mas da restauração dos órgãos necessários para essa gravidez: restauração das trompas chamada de salpingoplastia (ou neossalpingoplastia); fazemos testes de perviedade tubária que chamamos de cromotubagem; restauramos também a estrutura dos ovários quando comprometidos por endometriomas, que damos o nome de ooforoplastias com cistectomias.

Além disso, podemos remodelar a estrutura do útero com as miomectomias (retirada dos miomas), adenomiomas.

Cirurgião urológico

Necessário para ressecar lesões em rins, ureteres e bexiga.

A endometriose é uma doença invasiva. Comumente, temos uma lesão nos exames de imagem, e ao começarmos um procedimento que parecia ser pequenas lesões, durante a dissecção (separação dos tecidos), encontramos uma lesão que se expande muito mais, podendo chegar muito próximo ao ureter e algumas vezes até comprometê-lo. Esse tipo de lesão chamamos de "lesões em iceberg" (vemos a ponta do iceberg, mas não imaginamos o quanto de gelo tem debaixo da água).

Nesse momento, ter um urologista em sala faz toda a diferença. Eu, com os cursos que fiz, aprendi e faço dissecações de ureter, que, em termos médicos, chamamos de "ureterolise". Porém, quando há uma demanda de maior complexidade, ter um especialista por perto faz toda diferença.

Os tipos de intervenções que o urologista pode fazer:

- se houver uma extirpação de lesões que estavam muito próximas da serosa do ureter (capa mais externa), pode-se optar por colocar um duplo "j" (um caninho) por onde a urina irá passar para que esse ureter cicatrize, diminuindo os riscos de fístula;

- outra situação é quando existe realmente uma lesão no ureter; nesses casos, duas situações podem ocorrer:
  - se a lesão não for muito baixa, pode-se optar pela retirada de sua área e uma anastomose término-terminal (um pedaço do ureter com outro) deixando o duplo j de proteção;
  - se a lesão for muito distal (próxima a bexiga), pode-se realizar o reimplante ureteral (que nada mais é do que retirar a parte lesada e reimplantar o ureter diretamente dentro da bexiga), deixando também o duplo j como proteção.

Tivemos um caso recente de uma jovem chamada Lorena, de 17 anos, que tinha uma lesão importante de endometriose em compartimento lateral esquerdo, ou seja, a lesão desviava (arrastava) o útero e o anexo para essa parede. Para conseguirmos a total liberação do útero e do anexo (trompa e ovário) e a retirada em bloco da lesão, foi necessária uma ureterolise extensa e profunda: indo até sua imersão na pelve, já que ele estava parcialmente submerso dentro da lesão. A cirurgia foi um sucesso, porém foi preciso deixar um duplo j de proteção por 2 meses, evitando assim o surgimento de fístulas.

Uma outra situação possível é a lesão e o acometimento da bexiga pela endometriose. Nesses casos, tornam-se necessárias a extirpação da lesão, que chamamos de cistectomias. Em geral, realizamos a cistectomia parcial com a sutura e deixamos uma sonda vesical de demora por 7 a 10 dias para total recuperação da bexiga.

Foi o caso de uma paciente chamada Maria, de 33 anos, que teve cerca de dez internamentos apenas em um ano para o tratamento de infecção urinária e controle da dor secundário a endometriose severa. Isso ocorria porque ela apresentou resistência a diversos antibióticos, conseguindo resposta terapêutica apenas com medicações endovenosas. Na investigação diagnóstica, foi detectada a presença de endometriose vesical (bexiga), além de adenomiose (o que explicava os sangramentos intensos acompanhados de dor intensa) e envolvimento intestinal. Como paciente com prole definida, no procedimento cirúrgico, foi realizada uma histerectomia com salpingectomia, ooforoplastia (plástica dos ovários) bilateral, tratando os endometriomas e removendo todas as lesões. Assim, com a retirada de parte da bexiga (cistectomia parcial) da área acometida pela endometriose, o exame histopatológico confirmou endometriose vesical. Esperamos que Maria consiga estabilizar os episódios infeciosos após a retirada das lesões.

Cirurgião coloproctologista

Encarregado de ressecções intestinais em casos de comprometimento retal, ceco, apêndice ou sigmoide.

As lesões em região de reto, sigmoide, apêndice e ceco são bastante comuns em pacientes com endometriose. Isso se dá pelo próprio efeito de bojo de sangue e restos celulares no fundo da pelve. Além disso, a própria teoria celômica explica esse fenômeno, já que na altura do sigmoide há um local de divisão celular e a diferenciação da mesma. Provavelmente esse seja o motivo pelo qual encontramos tantas lesões nessa região. O cirurgião coloproctologista se faz bastante necessário nesse momento.

Em quais circunstâncias e que condutas são realmente tomadas? Vamos lá.

Em lesões superficiais no reto, pode-se optar por um *shaving* (raspagem com retirada da lesão), podendo ou não dar alguns pontos de reforço.

Quando as lesões são mais profundas e baixas, outra opção é uma ressecção discoide, que é a introdução pelo reto de um grampeador que englobará a lesão, sendo retirada em bloco, e o próprio aparelho faz uma sutura hermética, evitando assim a chance de fístulas, vazamentos.

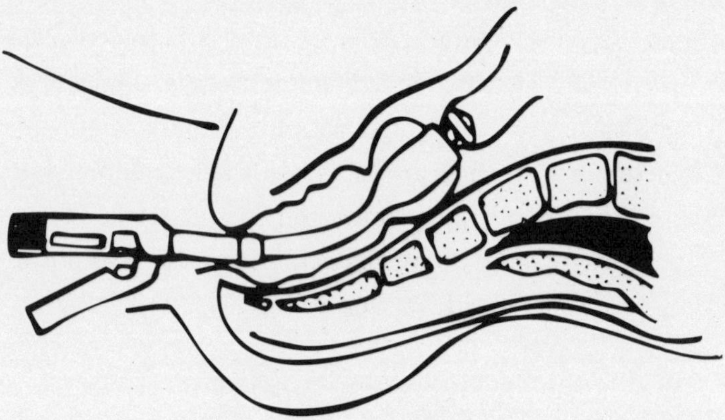

(Imagem de Maria Carolina Soares)

Outra situação é quando temos uma lesão mais alta e com mais profundidade. Pode-se optar por uma ressecção linear que nada mais é do que entrar com um grampeador linear por um dos portais onde a cirurgia está sendo realizada e retirar apenas a região doente. Esse grampeamento também é eletrônico, com pontos herméticos, evitando assim extravasamentos.

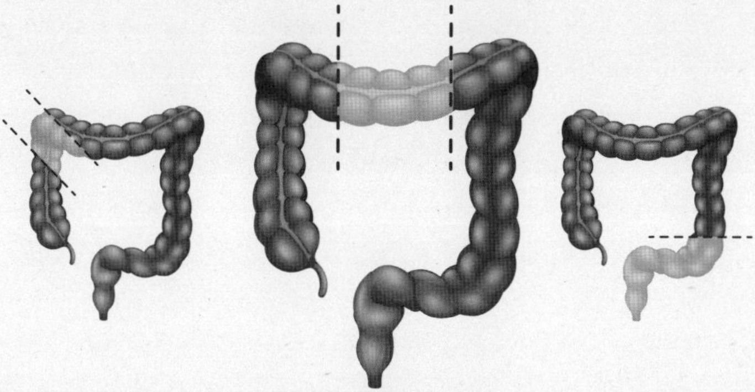

(Adaptado de Freepik)

Quando existe mais de uma lesão no intestino, pode-se optar por uma ressecção segmentar término-terminal, que seria a retirada de um segmento (pedaço do intestino doente, onde estariam as lesões, e a junção de ambas as bordas do intestino), também feita com grampeadores específicos.

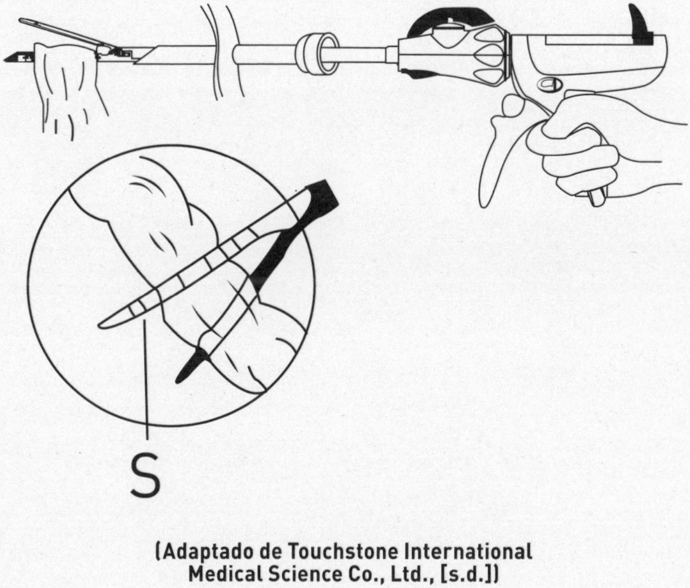

(Adaptado de Touchstone International Medical Science Co., Ltd., [s.d.])

O apêndice também pode ser acometido pela endometriose, e é muito mais comum do que imaginamos. Nesses casos, é necessária a apendicectomia (retirada do apêndice) durante a cirurgia de endometriose.

A mais temida das pacientes (e nossa também), mas que cada vez é mais rara, é a colostomia, que é a colocação da boca da alça intestinal para fora, com objetivo de cicatrizar a parte do reto, local onde é realizada a ressecção e tratamento da endometriose. Ela é rara, mas pode ocorrer. É necessária quando a parte do intestino acometida é muito baixa (muito próximo ao reto) ou em lesões muito extensas que os bordos não estão sadios para uma anastomose imediata. Nesses casos pode-se optar por uma ileostomia de proteção (nome dado a colostomia), que normalmente não são definitivas; após 2, 3 meses, novamente é realizada a reconstrução do trânsito intestinal, e a paciente volta para sua vida normal.

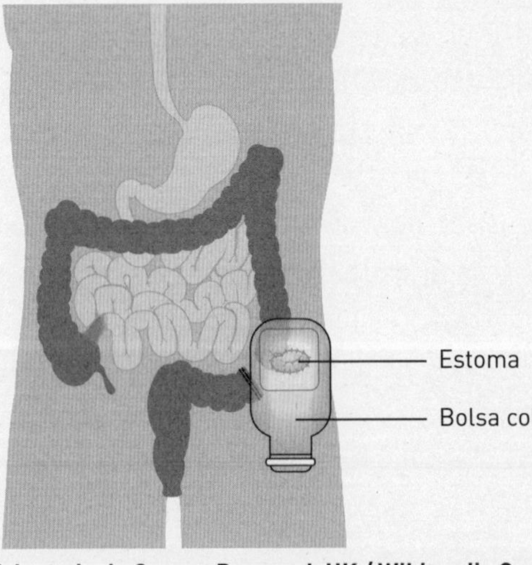

(Adaptado de Cancer Research UK / Wikimedia Commons)

Darei uma pausa aqui para contar um caso que para nossa equipe foi extremamente desafiador — e para mim, de forma pessoal, foi um dos casos mais difíceis que acompanhei até então. Ele também exemplifica como uma cirurgia realizada por uma equipe que não tem experiência e preparo para tratamento da endometriose pode trazer grandes danos para o paciente a curto ou longo prazo.

Daniela, de 53 anos, nos procurou com um quadro intenso de dor e constipação crônica (só conseguia defecar uma vez por semana, mesmo com uso de medicações laxativas). Referia ter sido operada de endometriose há cerca de 10 anos — uma cirurgia laparotomica (barriga aberta) — e que o profissional na época não tinha conseguido retirar o colo uterino devido à aderência intensa do colo uterino e o reto (ocorre devido à endometriose). Nesses casos, dizemos que a paciente ficou com doença.

Os exames de imagem mostravam uma pseudo-obstrução intestinal de aproximadamente 30 a 50%, a 10 cm da borda dos ânus. A cirurgia foi muito desafiadora devido à falta dos marcos anatômicos habituais (explicado aqui anteriormente). Para nossa surpresa, durante o exame com a paciente já anestesiada (não conseguimos examiná-la durante a consulta por conta da dor intensa e tratamento da endometriose intestinal), observamos uma obstrução extensa com acometimento de mais de 14 cm de intestino. Só para você, leitor, avaliar o sofrimento dessa mulher, no exame digital, não passava nem mesmo um dedo mínimo (mindinho, como popularmente chamamos). Como a ressecção foi extensa e muito baixa, essa paciente precisou ser submetida a uma ileostomia protetora (colostomia). Ela ficou cerca de uma semana na UTI para antibioticoterapia e controle hidroeletrolítico — no total, cerca de dez dias de internamento. Hoje está em franca recuperação, e esperamos reconstruir o trânsito intestinal nos próximos dias.

Cirurgião torácico

Indispensável para tratar lesões no diafragma e cavidade torácica em casos de endometriose torácica.

Normalmente quando as lesões por endometriose acometem diafragma, pleura e pulmão, essa cirurgia termina sendo em dois tempos: um abdominal, onde realizamos a ressecção de todas as lesões por via minimamente invasiva; e ao término, o cirurgião torácico assume o procedimento, realizando novos acessos minimamente invasivos pelo tórax, onde pode ser realizada a exérese das lesões com cauterização e sutura se necessário.

Se as lesões são mais extensas, é necessária a retirada de parte do diafragma (membrana que separa o tórax do abdome) ou pleura, sendo necessária a reconstituição com tela.

A colaboração desses especialistas permite a remoção completa das lesões e a restauração da anatomia pélvica com maior segurança e eficácia.

RECUPERAÇÃO PÓS-OPERATÓRIA E RETORNO ÀS ATIVIDADES

O tempo de recuperação e a qualidade dos resultados são significativamente melhores com abordagens minimamente invasivas.

Sendo assim, os tempos a seguir sugeridos não são em caráter afirmativo, cada caso deve ser individualizado de acordo com o tamanho, complexidade da cirurgia e experiência do profissional que operou.

Tempo de internação:

- **Laparoscopia e cirurgia robótica sem ressecções complexas:** 6 a 24 horas.
- **Cirurgias com ressecção intestinal ou de outros órgãos:** 1 a 5 dias.
- **Laparotomia:** internação pode chegar a até 7 dias devido ao trauma maior e à recuperação prolongada.

Pelo protocolo ERAS, que falaremos mais adiante, a depender das ressecções e capacidade de manejo da paciente por uma equipe multidisciplinar, essa alta pode ser dada até antes, de 24 a 48 horas.

Eu tinha muitos temores em dar alta para minhas pacientes precocemente, até fazer a mentoria com o Dr. Marcelo Vieira, que me fez virar a chave e ver os benefícios reais da alta precoce e o manejo de pacientes; aplicando ativamente nas minhas pacientes, pude ver os benefícios para elas.

O PROTOCOLO ERAS

O protocolo **ERAS (*Enhanced Recovery After Surgery*)** é uma abordagem multidisciplinar e baseada em evidências para melhorar os resultados cirúrgicos, acelerando a recuperação e reduzindo complicações. Ele combina intervenções pré, intra e pós-operatórias que visam minimizar o estresse cirúrgico, otimizar o controle da dor e encorajar uma mobilização precoce.

Pré-operatório

Algo muito importante que a ciência tem mostrado é que o ideal para uma boa cirurgia e uma recuperação pós-operatória é que a paciente aplique tudo que falamos até agora (plano nutricional, atividade física, mudança dos hábitos de vida, diminuição do estresse, regulação do sono), diminuindo assim a inflamação.

Nesse momento vejo que é fundamental dar uma pausa para falar um pouco sobre o *Patient Blood Management* (PBM), uma abordagem multidisciplinar de manejo do sangue do paciente voltada para reduzir ou evitar a necessidade de transfusão sanguínea. Envolve estratégias baseadas em evidências para otimizar os estoques de ferro, minimizar a perda de sangue e melhorar a tolerância do paciente à anemia. Uma paciente que entra em uma cirurgia com anemia seria como se estivéssemos perdendo de 1 x 0 para a chance de complicações ou recuperação arrastada.

Além disso, temos que pensar que uma transfusão de sangue não isenta a paciente aos riscos: reações imunológicas, infecções, sobrecarga circulatória e custos elevados.

De forma resumida, a Organização Mundial de Saúde (OMS) recomenda o preparo e a recuperação das pacientes antes da cirurgia. Se você é paciente, recomendo, por sua saúde e recuperação, ficar atenta às suas taxas, repondo as vitaminas faltantes, se alimentando bem, seguindo uma dieta saudável; a melhor fonte de nutrientes está no que ingerimos. A implementação se faz tão necessária que a OMS publicou uma cartilha em caráter emergencial com abrangência mundial sobre a necessidade de implementar o PBM nas unidades de saúde. Nessa cartilha é explicado o passo a passo para a implementação e seus benefícios. Se você é um profissional de saúde ou governamental, aprofunde mais seus conhecimentos sobre PBM, você verá resultados surpreendentes na recuperação de seus pacientes e diminuição de gastos.

Vejo isso de forma prática: opero com recorrência pacientes que não aceitam transfusão de sangue — as Testemunhas de Jeová. Essas pacientes, ao contrário do que muitos colegas pensam, não querem morrer, mas desejam um tratamento que seja seguro e que respeite suas convicções religiosas. O PBM vem também para esses casos: preparar uma paciente para a cirurgia garante a ela melhor condição física para o procedimento; nos permite contar com uma reserva adequada e, o mais importante, envolve a paciente no processo, deixando claro que ela também precisa fazer sua parte para alcançar um bom resultado. E posso dizer a você: tem dado certo, até hoje nunca perdi uma paciente por respeitar suas convicções.

Outras medidas pré-operatórias a serem tomadas:

- Orientações detalhadas para diminuir a ansiedade.
- Manutenção de ingestão de líquidos até pouco antes da cirurgia.
- Realização de atividade física pré-operatório, exercícios respiratórios, perda de peso, dieta equilibrada semanas antes do procedimento.

Intraoperatório

- Controle rigoroso da dor. Bloqueios anestésicos evitando a resposta neurológica da dor.

- Uso de dispositivos para manter a temperatura corporal.
- Cuidado com o posicionamento da paciente.
- Escolher o tipo de anestesia para mobilização mais rápida da paciente.
- Cuidado rigoroso com sondas, drenos.

Pós-operatório

- Mobilização precoce para prevenir tromboses.
- Controle multimodal da dor com menor uso de opioides.

Retorno às atividades

- **Relações sexuais:** após **4 a 8 semanas**, a depender do tipo de procedimento realizado.
- **Atividade física leve:** retorno em **5 a 7 dias.**
- **Exercícios intensos:** após **6 a 8 semanas.**
- **Trabalho:** atividades leves em **2 a 4 semanas** para procedimentos menores; **4 a 8 semanas** para mais complexos.

TERMO DE CONSENTIMENTO LIVRE E INFORMADO

Quando falamos da cirurgia complexa, estamos falando em trabalhar tecidos delicados, nobres e, muitas vezes, já lesados pela doença, como descrevemos anteriormente. A endometriose pode ter o comportamento de um iceberg: muitas vezes na cirurgia encontramos mais lesões do que imaginávamos, podendo levar a ressecções maiores do que o planejado e complicações indesejadas.

O termo de consentimento livre informado alinha expectativas entre médico, equipe multidisciplinar, pacientes e familiares, tornando o procedimento mais seguro para todos. Como o próprio nome diz, "consentimento", você, paciente, precisa entender o que será feito, os detalhes, os riscos, os benefícios e, com toda clareza, se você concorda com o procedimento. Quando pensei na escrita deste livro, esse foi um dos motivos primordiais. Tenho certeza de que você, paciente, estará muito mais esclarecida, mais munida de conhecimento sobre você e sua doença.

Você, colega médico, ficará muito mais seguro de que sua paciente concordou com sua conduta munida de todas as informações necessárias.

PLANEJAMENTO CIRÚRGICO

Costumo dizer para minhas pacientes que operar endometriose é como levantar um avião do solo. Antes mesmo da decolagem, o piloto estuda a rota, prepara a equipe, checa todos os equipamentos e suprimentos, e, ainda assim, durante o voo, pode haver eventos inesperados, turbulências, fazendo que o piloto busque de tudo para manter o avião e seus ocupantes a salvo até o pouso. Em cirurgia, nada muda. Hoje é inadmissível entrarmos em uma cirurgia de endometriose sem ter o mínimo conhecimento sobre a patologia. Com os exames cada dia mais precisos e assertivos, quase sempre já sabemos o que iremos encontrar antes mesmo de começarmos o procedimento. Por isso a necessidade do preparo de tudo, inclusive, da equipe multidisciplinar, sempre focando no melhor para a paciente, a fim de devolvê-la para sua família melhor do que a encontramos.

Se você, que lê, faz parte de uma equipe multidisciplinar, você entenderá o quão importante será seu papel na reabilitação dessas pacientes, ajudando-as a retornar para uma vida mais normal possível. Seja você uma nutricionista, que terá que adequar a dieta de uma paciente que passou por ressecções intestinais; uma fisioterapeuta, que precisará recapacitar os músculos e nervos para suas funções fisiológicas; ou profissional da educação física que deve adaptar os exercícios para cada paciente.

Assim, podemos afirmar que a cirurgia minimamente invasiva no tratamento da endometriose é fundamental para resultados superiores, com menor risco de complicações e recuperação mais rápida.

Para pacientes com endometriose, aconselho a conhecer sua doença e ter certeza de que a equipe com que você irá operar esteja apta e atualizada para oferecer o melhor tratamento visando aos melhores resultados possíveis.

Para você, colega médico, aconselho o investimento em formação de qualidade com grupos especializados. Posso garantir que a formação no Brasil hoje não deixa nada a desejar no mundo todo; somos experts em operar pacientes com endometriose, por isso temos brasileiros brilhando pelo mundo afora, seja através de suas cirurgias ou como membros de sociedades mundiais da especialidade.

A decisão informada e compartilhada, aliada ao suporte cirúrgico especializado, transforma a experiência cirúrgica em um passo seguro e eficaz rumo à melhoria da qualidade de vida.

19. COMPLICAÇÕES EM CIRURGIAS DE ENDOMETRIOSE

A endometriose é uma condição ginecológica complexa que muitas vezes necessita de intervenção cirúrgica. Embora a cirurgia seja uma opção eficaz para o alívio dos sintomas e melhoria da qualidade de vida, é fundamental compreender os possíveis riscos envolvidos, as estratégias para manejo de complicações e a importância do alinhamento de expectativas entre pacientes, familiares e a equipe médica. Quando falo isso, observo um ar de tensão, até de choro da paciente — muitas vezes do casal. Mas falar abertamente sobre a doença, o que ela está comprometendo, segundo os exames que temos em mãos e desenhar o envolvimento das lesões nos órgãos adjacentes e os riscos presentes na ressecção dessas lesões são de extrema importância. Isso se faz necessário, porque, além de fisiológico, é necessário que as pacientes, seus familiares e amigos já cheguem com um pensamento positivo, o que é maravilhoso. As pacientes positivas sempre se saem melhor, em todos os aspectos. No entanto, todos precisam saber dos riscos, das complicações possíveis. Uma vez, escutei de um colega que "falar de riscos e de complicações nos fragiliza e retira a confiança depositada pela paciente e família"; nesse momento, afirmei (e ainda afirmo): "Se a paciente veio até aqui comigo, considerando que o trajeto até uma cirurgia pode durar meses, entre tratamentos clínicos, exames e pareceres, ela já mostrou que confia no meu trabalho, explicar as complicações possíveis fortalece ainda mais o nosso vínculo, mostra o quanto me importo com ela e, como sempre digo: seja o que for, dê o que der, estarei com você até a resolução do caso".

Posso garantir a você, que lê, que isso dá certo! Seja parceiro da sua paciente, mostre seu conhecimento e também suas fragilidades, apresente os momentos mais críticos que haverá ao longo desse procedimento e diga que você fará tudo o que for possível, com a melhor técnica para não lesar e evitar complicações. Devemos lembrar que a paciente tem que ser a protagonista da sua história e precisará tomar decisões; quanto mais munida de informações ela estiver, mais consciente serão suas escolhas. Isso será bom para ela e para toda a equipe assistencial. Há um ditado que diz "o que foi combinado não sai caro".

TIPOS DE COMPLICAÇÕES

As complicações associadas às cirurgias de endometriose podem ser categorizadas em:

Lesões de estruturas adjacentes

Devido à proximidade dos focos de endometriose com órgãos como intestinos, bexiga e ureteres, há risco de danos a essas estruturas durante a excisão. Lesões nos nervos, vasos sanguíneos e outros órgãos pélvicos também podem ocorrer.

As outras lesões podem aparecer de forma mais tardia, como fístulas vesicovaginal, vesicoabdominal, fístulas retovaginal e retoabdominal (que são as mais temidas) por **vazamento anastomótico, estenose anastomótica, disfunção miccional, extravasamento de urina e abscessos pélvicos.**

Um estudo realizado por Roman et al., publicado em 2020 na revista *Human Reproduction* com o tema "Risco de fístula intestinal após o manejo cirúrgico da endometriose infiltrativa profunda do reto sigmoide: uma série de 1.102 casos" [tradução livre], os autores analisaram 1.102 casos de pacientes submetidas a cirurgias para endometriose profunda do reto e sigmoide. Os resultados indicaram que a ocorrência de fístulas intestinais pós-operatórias foi de aproximadamente 1,8%. Se formos analisar, é um risco bastante baixo, mas quem passa por ele — equipe médica e paciente — precisa ter um bom preparo físico e emocional para manejar a situação delicada.

Segundo o manual da Febrasgo 2018, a probabilidade de fístulas em pacientes submetidas a cirurgias ginecológicas fica em 1% em casos de cirurgias por neoplasia e 0,1% para cirurgias por patologias benignas. Porém acreditamos que esses dados estão subestimados, visto que as cirurgias de endometriose cada vez mais exigem dissecções mais amplas e aprofundadas, podendo ocorrer lesões teciduais e necrose, levando a fístulas.

Complicações infecciosas

Infecções da ferida operatória podem surgir no pós-operatório, exigindo monitoramento e tratamento adequado. Também podem ocorrer infecções urinárias pelo manejo de sondas, além das possíveis infecções da cavidade abdominal decorrentes da contaminação por fezes e urina.

Complicações tromboembólicas

A formação de coágulos sanguíneos, como trombose venosa profunda e embolia pulmonar, embora raras, é possível e requer medidas profiláticas e terapêuticas. As cirurgias em pelve aumentam o risco de trombose devido à manipulação próxima aos vasos sanguíneos que irrigam os membros inferiores. Além disso, o posicionamento da paciente para a cirurgia também propicia um ambiente de risco. Isso é diminuído quando protegemos esses membros inferiores com meias apropriadas, botas pneumáticas e medicamentos que evitem a chance de trombose.

Aderências pós-operatórias

A formação de tecido cicatricial pode levar à aderência, que é uma faixa de tecido cicatricial que se forma entre órgãos ou tecidos internos após uma cirurgia, infecção ou trauma. Essa formação é uma resposta natural do corpo no processo de cicatrização, cujo tecido danificado se regenera. No entanto, a formação excessiva de aderências pode levar a complicações, como dor crônica e obstruções, impactando a qualidade de vida da paciente.

MANEJO DAS COMPLICAÇÕES

A abordagem para minimizar e tratar essas complicações inclui:

Planejamento cirúrgico cuidadoso

Como disse anteriormente, as avaliações pré-operatórias detalhadas ajudam a mapear a extensão da endometriose e a planejar a abordagem cirúrgica mais segura.

Equipe multidisciplinar

A participação de especialistas, como cirurgiões gerais, urologistas e proctologistas, é crucial quando a endometriose envolve múltiplos órgãos. Explico para paciente e familiares a importância de uma equipe multidisciplinar no ambiente cirúrgico, destacando a necessidade de expertise em diferentes áreas, como ginecológica, cirurgia digestiva, coloproctológica e urológica, para abordar as complexidades da endometriose profunda infiltrativa. A presença de cirurgiões especializados em endometriose intestinal, por exemplo, pode reduzir significativamente as complicações pós-operatórias graves, como as exemplificadas. A mesma coisa ocorre caso a paciente tenha implicações urológicas, pulmonares, e assim por diante.

Esse é o motivo que, mesmo após a paciente já ter passado pela avaliação de cada especialista envolvido, sempre compartilho os seus dados e exames na semana da cirurgia com objetivo de todos estarmos com as informações em mente e as possíveis condutas a serem tomadas em campo, incluindo o que fazer em casos de complicações. Lembra quando comparei a cirurgia para endometriose com um piloto se preparando para a decolagem? Ele checa todos os instrumentos, equipamentos e a equipe, se preparando para imprevistos antes mesmo de sair do solo.

Técnicas cirúrgicas avançadas

O uso de tecnologias minimamente invasivas, como a videolaparoscopia, robótica, permite maior precisão e menor trauma tecidual. Às vezes, algumas pacientes aparecem com quadros bastante graves em busca de uma opinião, e gosto muito de ser franco nesses casos, dizendo:

> "Mesmo que não sejam operadas por mim, precisam ser operadas pela via minimamente invasiva e por profissionais que tenham experiência em endometriose."

Cuidados pós-operatórios

Monitoramento rigoroso para detecção precoce de infecções, manejo adequado da dor e orientação sobre sinais de alerta são essenciais para uma recuperação segura. Na nossa equipe temos como primícia monitorar a paciente, sua evolução pós-operatória, sinais de alerta etc. Isso faz toda a diferença na hora de evitar e tratar qualquer complicação, mitigando os danos.

ESPECIALISTAS ENVOLVIDOS

Devido à natureza multifacetada da endometriose, o tratamento cirúrgico frequentemente envolve uma equipe multidisciplinar composta por:

- **Ginecologistas:** que devem ser os especialistas principais no diagnóstico e tratamento da endometriose.
- **Cirurgiões gerais e do aparelho digestivo:** quando há envolvimento intestinal significativo, sua expertise é necessária.
- **Urologistas:** em casos em que o sistema urinário é afetado, especialmente bexiga e ureteres.

- **Proctologistas:** para lesões que envolvem o reto e outras partes do intestino grosso, delgado e apêndice.

IMPORTÂNCIA DO ALINHAMENTO DE EXPECTATIVAS

Uma comunicação transparente entre a equipe médica, pacientes e seus familiares é fundamental. Muitas vezes vamos todos ao encontro da paciente para discutir os últimos detalhes e alinharmos as expectativas, tendo a certeza de que eles:

- **compreendam os riscos:** informar sobre as possíveis complicações e as medidas preventivas adotadas;
- **estabeleçam expectativas realistas:** discutir os resultados esperados e as limitações do procedimento para evitar frustrações futuras;
- **tenham apoio psicológico:** preparar emocionalmente a paciente para o processo cirúrgico e a recuperação, reduzindo ansiedade e promovendo bem-estar.

CITANDO CASOS DE COMPLICAÇÕES EM CIRURGIAS

Caso 1 – Rosane

Paciente com endometriose pélvica profunda e comprometimento intestinal. A cirurgia transcorreu sem intercorrências, Rosane evoluiu bem no pós-operatório. Porém, após a alta, em 17 dias, evoluiu uma fístula retovaginal. Tentamos conduzir conservadoramente; no entanto, tratava-se de uma fístula de alto débito. Assim, a equipe da coloprocto optou pela parte mais drástica da conduta em coloproctologia, que é a colostomia protetora. Após três meses, o trânsito intestinal foi reconstruído e hoje a paciente segue sua vida normal. Apesar de ser rara, a possibilidade de colostomia existe, e a diminuição da incidência se dá devido aos grampeadores intestinais, cada dia mais sofisticados e promovendo suturas herméticas e menos isquêmicas.

Caso 2 – Giuliane

Paciente de 38 anos, com endometriose pélvica profunda e um comprometimento importante de ureter direito. A cirurgia evoluiu sem intercorrências. Porém o exame histopatológico revelou endometriose de serosa de ureter direito, o que nos deixou apreensivos. Após 25 dias, a paciente evoluiu com fístula uretero-vaginal. Foi realizada a drenagem da urina e colocado um duplo J (um pequeno "caninho" de plástico entre o rim e a bexiga, fazendo a urina transitar no interior dele até que o ureter se restabeleça), com o objetivo de proteger o ureter e permitir sua total cicatrização. Giuliane ficou com duplo J por 150 dias. Para total recuperação desse ureter, o normal é cerca de 45 a 90 dias, mas nos exames de controle ainda havia um pequeno extravasamento, levando a equipe a optar por manter o duplo J por mais uns dias. Hoje Giuliane já está sem duplo J e levando sua vida normal.

Esses são exemplos da vida real, para demonstrar que, mesmo com equipes experientes e com alto fluxo de cirurgias, as complicações são reais e precisam ser vistas como algo possível quando se trata de uma patologia tão complexa como a endometriose.

20. O DESAFIO DO TRATAMENTO DA DOR NA ENDOMETRIOSE

A dor é um dos sintomas mais relevantes quando falamos no tratamento da paciente com endometriose. Isso se dá porque, nas análises de dados sobre o motivo da busca de atendimento de urgência de pacientes com endometriose ao redor do mundo, a **dor fica em primeiro lugar**. A dor é um dos sintomas mais debilitantes em uma paciente e que pode se manifestar de diversas formas e intensidades, impactando significativamente a qualidade de vida dessas mulheres.

Neste capítulo, irei explorar a complexa relação entre a dor e a endometriose; abordarei desde sua definição e subjetividade até os mecanismos fisiológicos subjacentes, o impacto psicológico e as abordagens terapêuticas multidisciplinares. O leitor sentirá na sequência como o manejo da dor se torna algo extremamente importante para uma equipe que deseja tratar endometriose, assim como o papel fundamental da paciente para que consigamos alcançar a tão esperada qualidade de vida.

DEFINIÇÃO E SUBJETIVIDADE DA DOR

Se alguém perguntasse a você o que é sentir dor, acredito que você, como a grande maioria das pessoas, teria dificuldade de verbalizar o que seria; você só saberia dizer que é algo muito ruim, que pode chegar a deixar uma pessoa com a sensação de incapacidade. A Associação Internacional para o Estudo da Dor (IASP) define a dor como **"uma experiência sensorial e emocional desagradável associada ou semelhante àquela associada a uma lesão tecidual real ou potencial"**. Essa definição destaca e reafirma a natureza subjetiva da dor, reconhecendo que ela é uma experiência individual influenciada por fatores sensoriais, emocionais e cognitivos. Cada pessoa percebe e relata a dor de maneira única, tornando sua avaliação um desafio clínico.

AVALIAÇÃO DA DOR: ESCALAS E PROTOCOLOS INTERNACIONAIS

Para quantificar a dor e monitorar sua progressão ou resposta ao tratamento, utilizam-se escalas padronizadas. A Escala Visual Analógica (EVA) é uma das mais empregadas, na qual a paciente indica em uma linha reta — geralmente de 10 cm — o ponto que representa a intensidade da sua dor, variando de "sem dor" a "pior dor imaginável". Outra ferramenta é a Escala Numérica de Dor, na qual a paciente atribui um valor numérico de 0 a 10, sendo 0 ausência de dor e 10 a pior dor possível. Essas escalas auxiliam na objetivação de uma experiência intrinsecamente subjetiva, facilitando a comunicação entre paciente e profissional de saúde. Tenho certeza de que, se você tem endometriose, ao procurar uma emergência relatando dor, perguntaram: "em uma escala de 1 a 10, quanto é a sua dor?", e você respondeu: "5, 9, 10". Mais adiante, vamos falar um pouco mais sobre esse dimensionamento de dor de uma paciente com endometriose.

TIPOS DE DOR E SUAS ORIGENS NA ENDOMETRIOSE

Se você, que está lendo este livro, faz parte de uma equipe multidisciplinar — ginecologistas, clínicos, neurologistas, fisioterapeutas, acupunturistas, profissionais de educação física, psicólogos etc. —, acho bem interessante que se atente um pouco mais aos detalhes e à complexidade relacionados à dor, porque aqui estará a chave para a condução eficaz dessas pacientes.

A dor associada à endometriose pode ser classificada de acordo com sua origem e características:

Dor nociceptiva

Resulta da ativação de nociceptores (que são terminações nervosas sensoriais especializadas em detectar estímulos potencialmente prejudiciais ao organismo), devido a lesões teciduais ou inflamação. Na endometriose, o tecido ectópico pode causar inflamação e irritação dos tecidos adjacentes, levando a esse tipo de dor.

Mecanismos da dor nociceptiva:

4. **Transdução:** quando ocorre um estímulo nocivo, como uma lesão ou inflamação, os nociceptores são ativados e convertem esse estímulo em sinais elétricos. Esses estímulos podem ser térmicos (calor ou frio extremos), mecânicos (pressão intensa ou corte) ou químicos (substâncias liberadas durante a inflamação).
5. **Transmissão:** os sinais elétricos gerados são transmitidos através das fibras nervosas para a medula espinhal e, posteriormente, para o cérebro. Existem

diferentes tipos de fibras nervosas envolvidas na transmissão da dor:

- **Fibras A-delta:** conduzem sinais rapidamente e estão associadas a dores agudas e bem localizadas.
- **Fibras C:** conduzem sinais mais lentamente e estão associadas a dores difusas e persistentes.
- **Percepção**: ao chegar no cérebro, os sinais são processados, e a dor é percebida conscientemente. A interpretação da dor pode variar conforme fatores emocionais, cognitivos e contextuais.
- **Modulação**: o sistema nervoso possui mecanismos que podem amplificar ou inibir os sinais de dor, modulando a intensidade da percepção dolorosa.

Dor neuropática

Decorre de lesão ou disfunção do sistema nervoso. Lesões de endometriose próximas a estruturas nervosas podem provocar dor neuropática, quando tecido ectópico (endométrio) infiltra ou comprime estruturas nervosas. Esse tipo de dor é caracterizado pelas sensações de queimação, formigamento ou choques elétricos.

Mecanismos da dor neuropática na endometriose:

1. **Infiltração neural direta:** o tecido endometrial pode crescer ao redor ou dentro de nervos periféricos, como o nervo ciático, causando inflamação e danos diretos às fibras nervosas. Isso resulta em dor intensa e persistente, frequentemente descrita como queimação ou formigamento. Esse tipo de lesão é

a mais desafiadora para a equipe multidisciplinar, principalmente para a equipe médica que operou uma paciente com endometriose.

Farei uma pausa para contar o caso de uma paciente que foi acompanhada por mim. Elizangela, uma paciente de 41 anos, nulípara (sem filhos), com uma queixa de dor persistente na pelve, irradiada para região inguinal. Com sangramento intermitente, Elizangela chegou a pedir demissão de uma grande empresa pela intensidade da dor e incapacidade de realizar atividades mínimas na maior parte do tempo. Já havia sido acompanhada por outros médicos, mas foram descartadas todas as patologias que poderiam ser a causa dessa dor (gastrointestinais, ortopédicas, urológicas...). Tentamos diferentes tratamentos, mas sem sucesso. A paciente optou por tratamento cirúrgico. A cirurgia foi realizada com sucesso. Meses depois, Elizangela permanecia com a mesma dor. Foram realizados diferentes exames e avaliações, mas todos dentro da normalidade: a ausência de endometriose. Imagine: a paciente passou pela avaliação neurológica e, após diferentes testes, foi constatada a dor neuropática, provavelmente de causa infiltrativa. (Não citarei agora o tipo de tratamento adotado, senão perderemos a expectativa para a sequência deste capítulo.)

2. **Compressão nervosa:** lesões endometrióticas podem formar aderências que comprimem nervos próximos, interrompendo a condução normal dos impulsos nervosos e provocando dor neuropática.
3. **Sensibilização central:** a estimulação nervosa contínua pode levar a alterações no sistema nervoso central, aumentando a sensibilidade à dor e

resultando em hiperalgesia (resposta exagerada a estímulos dolorosos) ou alodinia (dor causada por estímulos normalmente não dolorosos).

Essas pacientes relatam uma dor irritante na região pélvica e lombossacra com irradiação para as pernas, além de parestesias com sensação de formigamento e até choques elétricos na região do nervo afetado. Também podem apresentar fraqueza muscular, perda de função e, se houver comprometimento importante do nervo ciático, a queda do pé.

Dor visceral

Origina-se dos órgãos internos. A infiltração do tecido endometrial em órgãos pélvicos pode causar dor visceral, frequentemente descrita como profunda e difusa.

Mecanismos da dor visceral na endometriose:

1. **Inflamação e irritação:** o tecido endometrial ectópico pode causar inflamação nos órgãos onde se instala, como intestinos, bexiga e ovários. Essa inflamação irrita as terminações nervosas viscerais, resultando em dor.
2. **Aderências e fibrose:** a presença de tecido endometrial pode levar à formação de aderências — bandas de tecido cicatricial que conectam órgãos ou estruturas que normalmente não estão ligadas. Essas aderências podem distorcer a anatomia pélvica e causar dor ao interferir na função normal dos órgãos.
6. **Invasão profunda:** em casos de endometriose profunda, o tecido endometrial penetra profundamente nos órgãos pélvicos, como o intestino ou a bexiga,

causando dor significativa devido à invasão tecidual. Nesse momento, preciso lembrá-los de que as raízes nervosas que vão dar ramos para o intestino e o útero e seus anexos saem entre L5-S3 (coluna lombar e sacral); outros estudos sugerem fibras que vêm desde a coluna dorsal.

Dor somática

Relacionada a estruturas musculoesqueléticas. A presença de aderências e a inflamação crônica podem levar a alterações posturais e tensão muscular, contribuindo para a dor somática.

Sensibilização neuronal e dor crônica: a endometriose frequentemente está associada a um curso prolongado de dor, levando à sensibilização central — um processo no qual o sistema nervoso central se torna hiper-responsivo a estímulos dolorosos. Isso resulta em uma amplificação da percepção da dor, na qual estímulos anteriormente não dolorosos passam a ser percebidos como tais (alodinia), e estímulos dolorosos apresentam uma resposta exacerbada (hiperalgesia). A sensibilização central contribui para a cronificação da dor, tornando-a mais resistente aos tratamentos convencionais.

IMPACTO PSICOLÓGICO DA DOR NA ENDOMETRIOSE

A dor crônica tem um impacto profundo na saúde mental das pacientes com endometriose. Estudos indicam que mulheres com endometriose apresentam maiores índices de ansiedade, depressão e estresse. A dor persistente pode levar ao isolamento social, dificuldades nas relações interpessoais e redução da produtividade no trabalho, afetando negativamente a qualidade de vida.

É interessante a recepção de uma paciente com quadro de endometriose profunda, com atraso no diagnóstico ou com um sofrimento de longa data. Em suas primeiras palavras, consigo sentir o índice de ansiedade — se está deprimida ou estressada. Nesse momento sinto a necessidade de ser um pacificador. Como assim? Pacificador da paciente com ela mesma; comigo, já que nos conhecemos há pouco tempo, ou talvez não; costumo dizer "estamos na mesma empreitada"); com sua família (que às vezes referem muitos julgamentos); com seu ambiente de trabalho e escola.

ABORDAGEM MULTIDISCIPLINAR NO MANEJO DA DOR

O manejo eficaz da dor na endometriose vai além do uso de analgésicos e intervenções cirúrgicas. Uma abordagem multidisciplinar é essencial, envolvendo:

- **Ginecologistas, urologistas, coloproctologistas:** para diagnóstico e tratamento médico-cirúrgico da endometriose.
- **Fisioterapeutas:** auxiliam na reabilitação muscular e postural, aliviando a dor somática.
- **Psicólogos:** oferecem suporte para lidar com o impacto emocional da dor crônica, utilizando técnicas como terapia cognitivo-comportamental.
- **Nutricionistas:** orientam sobre dietas anti-inflamatórias que podem auxiliar na redução da dor.

- **Especialistas em dor:** avaliam e implementam terapias avançadas para o controle da dor.

Sempre tento fazer uma associação do tratamento da dor de analgésicos e anti-inflamatórios em um primeiro momento. Quando isso não resulta no efeito esperado, é a hora de passarmos para modulação da terapia medicamentosa com uso de antidepressivos tricíclicos, anticonvulsivantes, inibidores da aromatase, opioides etc.

Vale fazermos um parêntese aqui para falar com você, que é paciente com endometriose, e familiares, para uma explicação, já que observamos uma resistência muito forte quando falamos no uso de antidepressivos, anticonvulsivantes. É nesse momento que tento explicar, em termos simples, que uma medicação tem diferentes indicações e, no caso da endometriose com sua forma de atuação, os remédios buscarão frear o mecanismo de retroalimentação do estímulo da dor, equilibrando assim a resposta neuronal à dor.

BLOQUEIOS NERVOSOS

Quando os neurologistas — guiados por ultrassom ou raio X — localizam os nervos que sugerem ser a origem da dor, eles realizam bloqueios medicamentosos visando cessar a dor.

Terapias de eletroestimulação

Em casos de dor refratária, as terapias de neuromodulação podem ser consideradas. Essas abordagens visam modificar a atividade do sistema nervoso para reduzir a percepção da dor. Técnicas como a estimulação elétrica nervosa transcutânea (TENS) e a estimulação da medula espinhal têm mostrado eficácia em alguns casos de dor crônica associada à endometriose.

Terapias de neuromodulação

A neuromodulação da medula espinhal (*Spinal Cord Stimulation* — SCS) já é utilizada com sucesso no tratamento de dor crônica refratária, incluindo dores neuropáticas e pélvicas.

Consiste na implantação de eletrodos próximos à medula espinhal, geralmente na região torácica ou lombossacra, para modular os sinais de dor transmitidos ao cérebro. Esses eletrodos emitem impulsos elétricos que interferem na transmissão dos sinais dolorosos, reduzindo a percepção da dor.

Persistência da dor após cirurgia

Embora a cirurgia para remoção de lesões endometrióticas possa proporcionar alívio significativo, algumas pacientes continuam a experimentar dor pós-operatória. Isso pode ser devido à persistência de lesões microscópicas não detectadas, desenvolvimento de aderências ou manutenção da sensibilização central. O manejo da dor residual requer uma abordagem contínua e personalizada, frequentemente envolvendo a equipe multidisciplinar.

Podemos — agora sim — falar sobre o tratamento proposto para Elizangela, a paciente que citamos anteriormente. Ela se beneficiou de um bloqueio neurológico (injeção na coluna de medicações anestésicas causando um bloqueio do estímulo da dor), associado a todo o acompanhamento multidisciplinar, buscando o controle da dor e busca progressiva de retorno às atividades habituais.

Impacto socioeconômico e estatísticas

A dor associada à endometriose tem um impacto socioeconômico substancial. Estima-se que até 10% das mulheres em idade reprodutiva sejam afetadas pela endometriose e uma proporção significativa procura serviços de saúde devido à dor pélvica crônica. Estudos indicam que a endometriose está associada a uma redução na qualidade de vida e produtividade, como já citamos neste livro, além de custos elevados com cuidados de saúde.

PAPEL DA FAMÍLIA E DA SOCIEDADE

O suporte da família e da sociedade é crucial para as pacientes com endometriose. A compreensão e o apoio podem aliviar o fardo emocional da doença. Volto a ressaltar a importância das campanhas de conscientização, que são fundamentais para educar o público sobre a endometriose, reduzindo o estigma associado e promovendo um diagnóstico mais precoce.

Às entidades governamentais, sugiro a percepção da dor como sendo algo muito importante, que precisa ser abordada o quanto antes, para não sensibilizar os receptores nervosos, que levam à dor crônica e gastos astronômicos apenas no tratamento da dor. Assim como sugiro a formação de estruturas para o acompanhamento e tratamento da dor.

Porque sentir dor não é normal!

21. UM FUTURO DE ESPERANÇA PARA AS MULHERES COM ENDOMETRIOSE

Como percebemos no transcorrer da leitura desta obra, a endometriose é uma condição complexa, multifacetada e desafiadora para todos, que exige uma abordagem abrangente e coordenada para seu enfrentamento. Neste livro, buscamos oferecer um panorama completo sobre essa doença, desde sua definição, diagnóstico e tratamento até seu impacto na vida das mulheres e na sociedade. Discutimos a importância do envolvimento ativo da paciente em seu tratamento e a necessidade de uma equipe multidisciplinar para garantir um cuidado eficaz e humanizado.

Sabemos que a endometriose vai muito além de um problema ginecológico. Ela afeta o cotidiano das pacientes, impactando sua vida profissional, social e familiar, além de trazer desafios emocionais e financeiros. Também destacamos o peso que a doença representa para o sistema de saúde, tanto público quanto privado, e propusemos soluções para melhorar a assistência, reduzir o tempo de diagnóstico e ampliar as possibilidades terapêuticas.

Agora, ao encerrarmos esta obra, queremos não apenas reforçar a necessidade de mudanças estruturais, mas também oferecer uma mensagem de esperança.

RESUMO DOS PRINCIPAIS DESAFIOS E IMPACTOS

Ao longo deste livro, evidenciamos diversos desafios enfrentados pelas mulheres com endometriose e pelo sistema de saúde. Entre os principais, destacamos:

- **Tempo prolongado para diagnóstico:** a média global para o diagnóstico da endometriose varia de 7 a 10 anos, levando as pacientes a passarem por múltiplos profissionais de saúde sem respostas conclusivas.
- **Impacto na qualidade de vida:** a dor crônica, a fadiga e as limitações impostas pela doença afetam diretamente o desempenho no trabalho, na escola e na vida social, gerando isolamento e sofrimento psicológico.
- **Efeitos sobre a fertilidade:** a endometriose pode dificultar ou impedir a gestação, tornando-se um fator de angústia para muitas mulheres que desejam engravidar.
- **Custos financeiros elevados:** tanto o tratamento quanto as perdas de produtividade representam um peso significativo para as pacientes e suas famílias. Pesquisas indicam que os custos diretos e indiretos da endometriose superam bilhões de dólares anualmente no mundo.
- **Deficiências no sistema de saúde:** a falta de especialistas e o acesso limitado a exames e tratamentos de qualidade, especialmente no sistema público, agravam ainda mais a jornada das pacientes.

Diante desse cenário, é urgente a implementação de políticas públicas e estratégias que promovam um diagnóstico mais rápido, tratamentos mais acessíveis e uma melhor qualidade de vida para as pacientes.

PROPOSTAS PARA MELHORAR O DIAGNÓSTICO E TRATAMENTO DA ENDOMETRIOSE

Diante das evidências apresentadas, sugerimos algumas ações para aprimorar o manejo da endometriose em diversos níveis:

1. Conscientização e educação

Inclusão da endometriose nos currículos escolares: palestras e materiais educativos para adolescentes podem ajudar no reconhecimento precoce dos sintomas. Intervenção direta dos profissionais da educação na busca ativa de alunas com sintomas sugestivos da doença, a fim de encurtar o tempo de diagnóstico e oferecer tratamento precoce, mitigando as perdas para essas jovens. Essa medida exige o envolvimento das secretarias de educação municipal, estadual e federal, associada às secretarias de saúde nessas mesmas esferas.

Treinamento de profissionais de saúde: médicos da atenção primária, ginecologistas, clínicos gerais e outros profissionais precisam de capacitação contínua para reconhecer sinais da doença e encaminhar rapidamente as pacientes para um tratamento especializado. Isso exige um envolvimento direto das secretarias de saúde, realizando um diagrama de atendimento, diagnóstico e encaminhamentos para lugares com profissionais especializados. Hoje, o que vemos principalmente no SUS são pacientes encaminhadas, em busca de um atendimento, que não sabem onde nem a quem recorrer, já que, na maioria dos municípios do Brasil, não existe um desenho de acompanhamento para pacientes com endometriose. Precisamos desse desenho urgente!

Campanhas de conscientização: ações em empresas, escolas e mídias sociais podem reduzir o estigma da dor menstrual e encorajar as mulheres a buscar diagnóstico precoce.

2. Redução do tempo de diagnóstico

Acesso facilitado a exames de imagem especializados: exames como a ressonância magnética especializada e ultrassonografia com preparo intestinal devem ser amplamente disponíveis. Mas sabemos do custo-efetivo para uma demanda tão reprimida; sendo assim, proponho que os ultrassonografistas, nas diferentes esferas de atendimento, adotem o novo protocolo proposto pela Sociedade de Radiologia em 2024, conforme descrito no capítulo correspondente, incluindo manobras específicas na ultrassonografia que podem sugerir a presença de endometriose. Só assim essas pacientes selecionadas devem ser encaminhadas para a realização dos exames mais específicos propostos.

Criação de centros de referência: serviços especializados em endometriose. Posso perceber que a maioria dos hospitais terciários tem as principais especialidades mínimas necessárias para o acompanhamento de pacientes com endometriose, que são:

- **Para unidades primárias e secundárias:** ginecologistas, nutricionistas, psicólogos.
- **Para hospitais terciários:** ginecologistas, nutricionistas, psicólogos, coloproctologistas, urologistas, fisioterapeutas, terapia da dor.

- **Para hospitais privados:** a formação de uma equipe multidisciplinar com um fluxo específico para acompanhamento, desde a urgência até o acompanhamento ambulatorial dessas mulheres.

Darei uma pausa para salientar que hoje o atendimento em geral para pacientes com endometriose é tratar a urgência nas mulheres, que em resumo é fazer cessar o sangramento e tratar a dor usando o arsenal disponível nas emergências, fazendo essas pacientes se tornarem dependentes de opioides.

3. Tratamento multidisciplinar acessível

Ampliação do acesso a terapias não medicamentosas: a fisioterapia pélvica, a nutrição anti-inflamatória e o suporte psicológico devem ser parte essencial do cuidado. Para isso, as secretarias de saúde precisam separar cotas de atendimentos para pacientes com essas patologias, oferecendo profissionais especializados e interessados no acompanhamento dessas mulheres. Isso envolveria uma capacitação direcionada. Deixo aqui minha sugestão para os conselhos de nutrição, fisioterapia e psicologia.

Maior cobertura de tratamentos pelo SUS e planos de saúde: muitas pacientes enfrentam dificuldades para obter medicamentos, exames e cirurgias pelo sistema público e pelos convênios médicos. Essa é uma realidade na maioria dos estados do país. Exige o interesse sincero das entidades governamentais na endometriose, principalmente quando falamos de acompanhamento multidisciplinar e cirurgia, já que existem profissionais especializados, cirurgias complexas e com um orçamento oneroso. Mas vejo que, com estratégias específicas e o uso dos recursos já existentes, a valorização dos profissionais que se dedicarem a esse tratamento seria sim possível. Nas entidades privadas, vejo a necessidade de celeridade na liberação de procedimentos específicos para a necessidade dessas mulheres, assim como a valorização desses profissionais por se dedicarem nos atendimentos com uma patologia tão complexa.

Como exemplo, vemos alguns estados do Sul e Sudeste. Alguns dias antes de escrever este capítulo, li uma reportagem que dizia que na cidade de Santos, São Paulo, a fila de cirurgias de endometriose no SUS havia sido zerada. Isso mostra que, com o envolvimento de todos nas diferentes esferas, podemos melhorar a assistência a essas mulheres no Brasil.

4. Pesquisa e investimento em novas terapias

Fomento a estudos científicos: o desenvolvimento de novas abordagens terapêuticas, como a neuromodulação e medicamentos inovadores, precisa ser incentivado. A deficiência, principalmente no SUS, dessas terapias e medicamentos tende a aumentar ainda mais o sofrimento dessas mulheres. Assim como a falta de uso da estrutura pública para estudos mais abrangentes, trazendo inovações e intervenções eficazes para todos baseados em evidência.

Banco de dados nacional sobre endometriose: a criação de um registro unificado pode permitir um melhor acompanhamento das pacientes e o aprimoramento das políticas públicas. É necessário entendermos que, com um bom registro, teremos dados para desenhar um atendimento eficaz e menos oneroso para o SUS e o serviço privado.

UMA MENSAGEM PARA AS MULHERES COM ENDOMETRIOSE

Sabemos que viver com endometriose é um desafio diário. A dor, o cansaço, as incertezas e as dificuldades impostas pela doença podem, muitas vezes, parecer insuperáveis. Mas queremos lembrar que há esperança.

A cada ano, novos avanços são feitos na compreensão e no tratamento da endometriose. Mais profissionais estão se especializando, mais pesquisas estão sendo conduzidas e mais pacientes estão encontrando alívio por meio de abordagens personalizadas e multidisciplinares.

A informação é uma ferramenta poderosa. Quanto mais conhecimento você tiver sobre sua condição, mais preparada estará para tomar decisões sobre seu tratamento e buscar o melhor suporte possível. Você não está sozinha. Há médicos, fisioterapeutas, psicólogos, nutricionistas e outros profissionais comprometidos a oferecer um atendimento mais humano e eficiente.

E acima de tudo, há outras mulheres que entendem exatamente o que você está passando. O apoio de grupos de pacientes e comunidades pode ser fundamental para compartilhar experiências, trocar informações e fortalecer sua jornada. A única coisa que preciso salientar com respeito a essas comunidades é a necessidade de identificar grupos idôneos que em geral são sua maioria, com informações comprovadas cientificamente — e não sensacionalistas (infelizmente temos visto pessoas que se aproveitam do sofrimento alheio para lucrar e se autopromover).

A endometriose é uma doença crônica, mas isso não significa que você precisa viver com dor e sofrimento constantes. Com o tratamento adequado, mudanças no estilo de vida e um acompanhamento contínuo, é possível recuperar a qualidade de vida e retomar seus planos e sonhos.

Não desista. Continue buscando respostas, continue exigindo melhores cuidados, continue se colocando como protagonista da sua doença e do seu tratamento. Você merece uma vida plena, sem limitações impostas pela endometriose.

Se este livro ajudou a ampliar o entendimento sobre a endometriose e inspirou mudanças — seja na sua prática clínica, no seu tratamento ou na sua forma de enxergar a doença —, então cumpri meu objetivo!

Que esse seja apenas o começo de uma nova era para as mulheres com endometriose: uma era de mais conhecimento, mais cuidado e mais esperança.

A luta continua, mas o futuro pode — e deve — ser mais leve para todas vocês.

POSFÁCIO

Ao chegar ao fim deste livro, sinto-me profundamente grata por ter participado desse seu percurso de descomplicação da endometriose. Mais do que um compêndio de informações médicas, este projeto nasceu do desejo sincero do Dr. Jardel Soares em tornar o conhecimento acessível, humano e prático para todas as pessoas que convivem com essa condição — sejam pacientes, familiares ou profissionais de saúde.

Romper essas barreiras exige mais do que técnica: exige empatia, escuta e compromisso com o bem-estar integral da mulher. A cada capítulo, o autor oferece ferramentas que ampliam esse cuidado, aliando ciência atualizada à prática clínica vivida no dia a dia.

O capítulo 7 enfoca a importância da rede de apoio, sinalizando o quão importante é a compreensão da doença crônica e o apoio familiar para o seguimento e tratamento contínuos da doença. Os capítulos 14 e 17 nos mostram que a endometriose está presente em todas as fases da vida da mulher e por isso deve ser compreendida e tratada de acordo com as demandas individuais de cada uma.

Ler este livro também foi uma jornada pessoal. Revi casos e pensei em cada paciente que já atendi — cada uma com sua história, suas dores e suas vitórias.

Espero que estas páginas tenham cumprido seu papel: simplificar o complexo sem banalizar o essencial. Que este seja apenas o início de um caminho mais leve, consciente e informado no enfrentamento da endometriose.

E ao final deste posfácio, reitero que "especializar-se é não se distrair", e por isso a busca constante pela entrega de excelência à cada paciente deve ser feita por cada um de nós que escolhemos fazer parte do processo — que vai muito além de uma única palavra: deve ser um conjunto mutável de ações diárias.

Parabenizo o autor pela iniciativa e dedicação incansável no cuidado com as mulheres.

Dra. Jordanna Diniz

Cirurgiã ginecológica, presidente do Sobracil Capítulo Distrito Federal (2023/26), doutoranda pela Universidade Estadual do Rio de Janeiro (UERJ) e membro e proctor em cirurgia robótica pelo Colégio Brasileiro de Cirurgiões.

AGRADECIMENTOS

Ao concluir este livro, sinto que não poderia deixar de expressar minha profunda gratidão a todos que, de alguma forma, contribuíram para que esta obra se tornasse realidade.

Em primeiro lugar, agradeço a Deus, fonte de força, sabedoria e propósito, que me guiou em cada etapa da minha jornada. Foi Ele quem me sustentou nos momentos de choro, tristeza, dúvida, alegria e me deu clareza para seguir adiante com dedicação e amor pelo que faço.

Aos meus pais, José Geraldo Soares (*in memoriam*) e Eva Rosa Pereira Soares (*in memoriam*), assim como aos meus irmãos, Jaques Soares e Jaqueline Soares.

A minhas amigas, irmãs, Amanda Bloch e Mirna Bloch, que me deram apoio físico, mental e espiritual na minha formação. Assim como a Ângela e Francisco Purificação, por todo apoio durante meus estudos.

À minha família direta, minha base, meu alicerce, que esteve sempre ao meu lado oferecendo apoio incondicional, compreensão e incentivo, Lianad Soares, minha amada esposa, Mariana Soares e Maria Carolina Soares, minhas amadas filhas: sem vocês, essa caminhada teria sido muito mais difícil. Obrigado por cada palavra de incentivo, por entenderem as minhas viagens em busca de cursos de aprimoramento, seminários, congressos, as noites debruçadas sobre os livros e por compreenderem as exigências da minha profissão, com consultórios estendidos pela necessidade de encaixar uma paciente necessitada e cirurgias longas, que têm hora para começar, mas não para terminar.

Aos meus mestres que participaram da minha formação e me ajudaram a me tornar o profissional que sou hoje. Em especial agradeço à Dra. Ana Maria Porto, que me incentivou na persistência na minha formação em ginecologia, quando pensei em desistir; e aos mestres na minha formação e paixão pela endometriose, Dra. Jordanna Diniz e Dr. Marcelo Vieira. Também aos demais professores, mestres que compartilharam seus conhecimentos, até os colegas de equipe (Luciana Marques, Sidraiton Melo, Geraldo Dantas Alves, Jaime Marques, Antonio Lucas das Mercês, Anne Jamille Cabral, Paulo Mozart, Pablo Guilherme, Hingo Carvalho, Antônio César Cruz e Alexsandra Guedes) que, ao longo dos anos, contribuíram com sua experiência, opiniões, conselhos e aprendizados valiosos. Não poderia deixar de agradecer à minha secretária e braço direito, Zenaide Vieira, e minha faturista, Fabiola Gomes (que me alertou sobre a facilidade que tinha para explicar coisas complexas). A medicina é uma construção coletiva, e sou grato por cada ensinamento que recebi e feliz em poder partilhar um pouco do que sei com quem está perto de mim.

Mas meu maior agradecimento vai para as minhas pacientes. Vocês confiaram a mim suas vidas, suas dores e suas esperanças. Foram vocês que me desafiaram a buscar sempre mais conhecimento, a aprimorar minha técnica e a desenvolver um olhar cada vez mais atento e humano para a endometriose. Este livro é, em grande parte, um reflexo de tudo que aprendi com cada uma de vocês.

Por fim, espero sinceramente que esta obra possa cumprir seu propósito: informar, acolher e transformar. Que ela seja útil para pacientes, acompanhantes, psicólogos, fisioterapeutas, educadores físicos, nutricionistas, professores, colegas médicos e governantes, ajudando a ampliar a compreensão sobre a endometriose e seu impacto na vida das mulheres. Se este livro puder contribuir, ainda que de maneira modesta, para melhorar a qualidade de vida de quem enfrenta essa condição, então todo o esforço terá valido a pena.

REFERÊNCIAS

CAPÍTULO 1

Adilbayeva A, Kunz J. Pathogenesis of endometriosis and endometriosis-associated cancers. International Journal of Molecular Sciences. 2024;25(14):7624. doi:10.3390/ijms25147624.

Endometriotic tissue-derived exosomes downregulate NKG2D-mediated cytotoxicity and promote apoptosis: mechanisms for survival of ectopic endometrial tissue in endometriosis. Journal of Immunology. 2024;213(5):567-76. doi:10.4049/jimmunol.2300781.

Horne AW, Missmer SA. Pathophysiology, diagnosis, and management of endometriosis. BMJ. 2022;379:e070750. doi:10.1136/bmj-2022-070750.

REPRODUCE. Endometriose e adenomiose: conheça as diferenças. Reproduce, 2023. Disponível em: https://reproduce.com.br/endometriose-e-adenomiose-conheca-as-diferencas/. Acesso em: 25 jul. 2025.

Saunders PTK, Horne AW. Endometriosis: etiology, pathobiology, and therapeutic prospects. Cell. 2021 May 27;184(2807-24). doi:10.1016/j.cell.2021.04.041.

CAPÍTULO 2

Della Corte L, Di Filippo C, Gabrielli O, Reppuccia S, La Rosa VL, Ragusa R, et al. The Burden of Endometriosis on Women's Lifespan: a narrative overview on quality of life and psychosocial wellbeing. International Journal of Environmental Research and Public Health. 2020;17(13):E4683. doi:10.3390/ijerph17134683.

Edi R, Cheng T. Endometriosis: evaluation and treatment. American Family Physician. 2022;106(4):397-404.

Gete DG, Doust J, Mortlock S, Montgomery G, Mishra GD. Associations between endometriosis and common symptoms: findings from the Australian longitudinal study on women's health. American Journal of Obstetrics and Gynecology. 2023;229(5)536.e1-536.e20. doi:10.1016/j.ajog.2023.07.033.

Giudice LC, Oskotsky TT, Falako S, Opoku-Anane J, Sirota M. Endometriosis in the era of precision medicine and impact on sexual and reproductive health across the lifespan and in diverse populations. Faseb Journal – Official Publication of the Federation of American Societies for Experimental Biology. 2023;37(9):e23130. doi:10.1096/fj.202300907.

Kotowska M, Urbaniak J, Falęcki WJ, Lazarewicz P, Masiak M, Szymusik I. Awareness of endometriosis symptoms-a cross sectional survey among Polish women. International Journal of Environmental Research and Public Health. 2021;18(18):9919. doi:10.3390/ijerph18189919.

Privitera G, O'Brien K, Misajon R, Lin CY. Endometriosis symptomatology, dyspareunia, and sexual distress are related to avoidance of sex and negative impacts on the sex lives of women with endometriosis. International Journal of Environmental Research and Public Health. 2023;20(4):3362. doi:10.3390/ijerph20043362.

Simons M, Cline M, Gubbels A, King C, Lembo A, Lupe S. Endometriosis is associated with higher healthcare utilization and upper gastrointestinal symptoms. Clinical Gastroenterology and Hepatology – The Official Clinical Practice Journal of the American Gastroenterological Association. 2024;22(10):2143-2146.e1. doi:10.1016/j.cgh.2024.03.05.

Warzecha D, Szymusik I, Wielgos M, Pietrzak B. The impact of endometriosis on the quality of life and the incidence of depression-a cohort study. International Journal of Environmental

Research and Public Health. 2020;17(10):E3641. doi:10.3390/ijerph17103641.

CAPÍTULO 3

Avery JC, Knox S, Deslandes A, Leonardi M, Lo G, Wang H, et al. Noninvasive diagnostic imaging for endometriosis part 2: A systereview of recent developments in magnetic resonance ima nuclear medicine and computed tomography. Fertility and Sterility. 2024;121(2):189-211. doi:10.1016/j.fertnstert.2023.2.017.

CEDERJ. Seção sagital da pelve feminina: bexiga urinária e uretra, bem como algumas estruturas vizinhas. Fundação CECIERJ, 14 jun. 2011.

Namazi G, Groszmann YS. Ultrasound findings in endometrio avoid hidden surprises. Fertility and Sterility. 2024;121(3):543- 4. doi:10.1016/j.fertnstert.2023.11.027.

Roditis A, Florin M, Rousset P, Touboul C, Bendiafllah S, Bazot M, et al. Accuracy of combined physical examination, transvaginal ultrasonography, and magnetic resonance imaging to diagnose deep endometriosis. Fertility and Sterility. 2023;119(4):634-43. doi:10.1016/j.fertnstert.2022.12.025.

Thomassin-Naggara I, Zoua CS, Bazot M, Monroc M, Roman H, Razakamanantsoa L, et al. Diagnostic MRI for deep pelvic endo towards a standardized protocol?. European Radiology. 2024;34(12):7705-15. doi:10.1007/s00330-024-10842-0.

Tong A, Cope AG, Waters TL, McDonald JS, VanBuren WM. Best practices: ultrasound versus MRI in the assessment of pelvic endometriosis. AJR - American Journal of Roentgenology. 2024; p.1-16. doi:10.2214/AJR.24.31085.

VanBuren W, Feldman M, Shenoy-Bhangle AS, Sakala MD, Young S, Chamie LP, et al. Radiology state-of-the-art review: endometriosis imaging interpretation and reporting. Radiology. 2024;312(3):e233482. doi:10.1148/radiol.233482.

Young SW, Jha P, Chamié L, Rodgers S, Kho RM, Horrow MM, et al. Society of Radiologists in Ultrasound Consensus on RouPelvic US for Endometriosis. Radiology. 2024;311(1):e232191. doi:10.1148/radiol.232191.

CAPÍTULO 4

Carbone MG, Campo G, Papaleo E, Marazziti D, Maremmani I. The importance of a multi-disciplinary approach to the endometriotic patients: the relationship between endometriosis and psychic vulnerability. Journal of Clinical Medicine. 2021;10(8):1616. doi:10.3390/jcm10081616.

Horne AW, Missmer SA. Pathophysiology, diagnosis, and management of endometriosis. BMJ. 2022;379:e070750. doi:10.1136/bmj-2022-070750.

Molina A, Carter A, Alexander L, Davé A, Riley K. Holistic approach to care for patients with endometriosis. Current Opinion in Obstetrics & Gynecology. 2024;36(4):266-272. doi:10.1097/GCO.0000000000000970.

Mijatovic V, Vercellini P. Towards comprehensive management of symptomatic endometriosis: beyond the dichotomy of medical versus surgical treatment. Human Reproduction. 2024;39(3):464-77. doi:10.1093/humrep/dead262.

Mechsner S. Endometriosis, an ongoing pain-step-by-step treatment. Journal of Clinical Medicine. 2022 Jan 17;11(2):467. doi:10.3390/ jcm11020467.

Pergolizzi JV, LeQuang JA, Coluzzi F, El-Tallawy SN, Magnusson P, Ahmed RS, et al. Managing the neuroinflammatory pain of endometriosis in light of chronic pelvic pain. Expert Opinion on Pharmacotherapy. 2024;25(17):2267-82. doi:10.1080/14656566.2024.2425727.

CAPÍTULO 5

De Graaff AA, D'Hooghe TM, Dunselman GA, Dirksen CD, Hummelshoj L, et al. The significant effect of endometriosis on physical, mental and social wellbeing: results from an international cross-sectional survey. Human Reproduction. 2013;28(10):2677-85. doi:10.1093/humrep/det284.

Della Corte L, Di Filippo C, Gabrielli O, et al. The Burden of Endometriosis on Women's Lifespan: a narrative overview on quality of life and psychosocial wellbeing. International Journal of Environmental Research and Public Health. 2020;17(13):E4683. doi:10.3390/ijerph17134683.

Fourquet J, Báez L, Figueroa M, Iriarte RI, Flores I. Quantification of the impact of endometriosis symptoms on health-related quality of life and work productivity. Fertility and Sterility. 2011;96(1):107-12. doi:10.1016/j.fertnstert.2011.04.095.

Nnoaham KE, Hummelshoj L, Webster P, d'Hoohe T, Nardone FC, Narcone CC, et al. Impact of endometriosis on quality of life and work productivity: a multicenter study across ten countries. Fertility and Sterility. 2011;96(2):366-373.e8.doi:10.1016/j.fertnstert.2011.05.090.

Missmer SA, Tu F, Soliman AM, Chiuve S, Cross S, Eichner S, et al. Impact of endometriosis on women's life decisions and goal attainment: a cross-sectional survey of members of an online patient community. BMJ Open. 2022;12(4):e052765. doi:10.1136/bmjopen-2021-052765.

Ruszała M, Dłuski DF, Winkler I, Kotarski J, Rechberger T, et al. The state of health and the quality of life in women suffering from endometriosis. Journal of Clinical Medicine. 2022;11(7):2059. doi:10.3390/jcm11072059.

Sperschneider ML, Hengartner MP, Kohl-Schwartz A, Geraedts K, Rauchfuss M, Woelfler MM, et al. Does endometriosis affect professional life? a matched case-control study in Switzerland, Germany and Austria. BMJ Open. 2019;9(1):e019570. doi:10.1136/bmjopen-2017-019570.

CAPÍTULO 6

Della Corte L, Di Filippo C, Gabrielli O, et al. The Burden of Endometriosis on Women's Lifespan: A Narrative Overview on Quality of Life and Psychosocial Wellbeing. International Journal of Environmental Research and Public Health. 2020;17(13):E4683. doi: 10. 3390/ijerph17134683.

Gallagher JS, DiVasta AD, Vitonis AF, et al. The Impact of Endometriosis on Quality of Life in Adolescents. The Journal of Adolescent Health: Official Publication of the Society for Adolescent Medicine. 2018;63(6):766-772. doi: 10.1016/j. jadohealth.2018.06.027.

Rempert AN, Rempert TH, Liu A, et al. A Systematic Review of the Psychosocial Impact of Endometriosis Before and After Treatment. Reproductive Sciences (Thousand Oaks, Calif.).2024;31 (7):1828-1860. doi: 10.1007/s43032-024-01515-w. New Research.

Ruszała M, Dłuski DF, Winkler I, et al. The State of Health and the Quality of Life in Women Suffering From Endometriosis. Journal of Clinical Medicine. 2022;11(7):2059. doi: 10. 3390/ jcm11072059.

CAPÍTULO 7

Abulughod N, Valakas S, El-Assaad F. Nutrients. Dietary and Nutritional Interventions for the Management of Endometriosis. 2024;16(23):3988. doi: 10. 3390/nu16233988. New Research

Desai J, Strong S, Ball E. Holistic Approaches to Living Well With Endometriosis. F1000Research. 2024;13:359. doi: 10.12688/f1000research.142586.2. New Research.

Mazur-Bialy A, Tim S, Pępek A, Skotniczna K, Naprawa G. Holistic Approaches in Endometriosis - As an Effective Method of

Supporting Traditional Treatment: A Systematic Search and Narrative Review. Reproductive Sciences (Thousand Oaks, Calif.). 2024;31(11):3257-3274. doi: 10.1007/s43032-024-01660-2. New Research.

Mijatovic V, Vercellini P. Towards Comprehensive Management of Symptomatic Endometriosis: Beyond the Dichotomy of Medical Versus Surgical Treatment. Human Reproduction (Oxford, England). 2024;39(3):464-477. doi: 10.1093/humrep/dead262. New Research.

Molina A, Carter A, Alexander L, Davé A, Riley K. Holistic Approach to Care for Patients With Endometriosis. Current Opinion in Obstetrics & Gynecology. 2024;36(4):266-272. doi: 10.1097/GCO.0000000000000970. New Research.

Zippl AL, Reiser E, Seeber B. Endometriosis and Mental Health Disorders: Identification and Treatment as Part of a Multimodal Approach. Fertility and Sterility. 2024;121(3):370-378. doi: 10.1016/j.fertnstert.2023.12.033. New Research.

CAPÍTULO 8

Abulughod N, Valakas S, El-Assaad F. Nutrients. Dietary and Nutritional Interventions for the Management of Endometriosis. 2024;16(23):3988. doi: 10. 3390/nu16233988. New Research

Alonso A, Gunther K, Maheux-Lacroix S, Abbott J. Medical Management of Endometriosis. Current Opinion in Obstetrics & Gynecology. 2024;36(5):353-361. doi: 10.1097/ GCO.0000000000000983. New Research.

Edi R, Cheng T. Endometriosis: Evaluation and Treatment. American Family Physician. 2022;106(4):397-404.

Falcone T, Flyckt R. Clinical Management of Endometriosis. Obstetrics and Gynecology. 2018;131(3):557-571. doi: 10.1097/AOG.0000000000002469.

Horne AW, Missmer SA. Pathophysiology, Diagnosis, and Management of Endometriosis. BMJ (Clinical Research Ed.). 2022;379: e070750. doi: 10.1136/bmj-2022-070750. Leading Journal.

Mijatovic V, Vercellini P. Towards Comprehensive Management of Symptomatic Endometriosis: Beyond the Dichotomy of Medical Versus Surgical Treatment. Human Reproduction (Oxford, England). 2024;39(3):464-477. doi: 10.1093/humrep/dead262. New Research.

Molina A, Carter A, Alexander L, Davé A, Riley K. Holistic Approach to Care for Patients With Endometriosis. Current Opinion in Obstetrics & Gynecology. 2024;36(4):266-272. doi: 10.1097/GCO.0000000000000970. New Research.

Treatment of Pelvic Pain Associated With Endometriosis. Fertility and Sterility. 2006;86 (5 Suppl 1):S18-27. doi: 10.1016/j.fertnstert.2006.08.072.

CAPÍTULO 9

Escriva-Boulley G, Philip CA, Warembourg S, et al. Effects of a Physical Activity and Endometriosis-Based Education Program Delivered by Videoconference on Endometriosis Symptoms: The CRESCENDO Program (inCRease Physical Exercise and Sport to Combat ENDOmetriosis) Protocol Study. Trials. 2023;24(1):759. doi: 10.1186/s13063-023-07792-1.

Ensari I, Lipsky-Gorman S, Horan EN, Bakken S, Elhadad N. Associations Between Physical Exercise Patterns and Pain Symptoms in Individuals With Endometriosis: A Cross-Sectional mHealth-based Investigation. BMJ Open. 2022;12(7):e059280. doi: 10.1136/bmjopen-2021-059280.

Mińko A, Turoń-Skrzypińska A, Rył A, et al. Endometriosis-a Multifaceted Problem of a Modern Woman. International Journal of Environmental Research and Public Health. 2021;18(15):8177. doi: 10. 3390/ijerph18158177.

Tourny C, Zouita A, El Kababi S, et al. Endometriosis and Physical Activity: A Narrative Review. International Journal of Gynaecology and Obstetrics: The Official Organ of the International Federation of Gynaecology and Obstetrics. 2023;163(3):747-756. doi: 10.1002/ijgo.14898.

CAPÍTULO 10

Da Silva JP, de Almeida BM, Ferreira RS, et al. Sensory and Muscular Functions of the Pelvic Floor in Women With Endometriosis – Cross-Sectional Study. Archives of Gynecology and Obstetrics. 2023;308(1):163-170. doi: 10.1007/s00404-023-07037-1.

Del Forno S, Arena A, Alessandrini M, et al. Transperineal Ultrasound Visual Feedback Assisted Pelvic Floor Muscle Physiotherapy in Women With Deep Infiltrating Endometriosis and Dyspareunia: A Pilot Study. Journal of Sex & Marital Therapy. 2020;46(7):603-611. doi: 10.1080/0092623X.2020.1765057.

Fisioterapia e Dispareunia em Pacientes com Endometriose. Journal of Pelvic Pain and Dysfunction, 2020.

Impactos da Fisioterapia na Qualidade de Vida Relacional. Scandinavian Journal of Pain, 2021.

Muallem J, Velho RV, Netzl J, Sehouli J, Mechsner S. Pelvic Floor Hypertension: Possible Factors for Pelvic Floor Tenderness in Endometriosis Patients-a Pilot Study. Archives of Gynecology and Obstetrics. 2023;308(6):1803-1809. doi: 10.1007/s00404-023-07192-5.

Revisão Sistemática sobre Fisioterapia e Dor Crônica. PubMed, 2019.

SHRIKHANDE, Laxmi. SUI – Facts and Fiction. *In*: FOGSI Focus on SUI. Mumbai: FOGSI – Federation of Obstetric and Gynaecological Societies of India, 2012. Edição especial. Disponível em: https://www.fogsi.org/wp-content/uploads/fogsi-focus/SUI_Facts_and_Fiction.pdf. Acesso em: 25 jul. 2025.

CAPÍTULO 11

Chen C, Li X, Lu S, Yang J, Liu Y. Acupuncture for Clinical Improvement of Endometriosis-Related Pain: A Systematic Review and Meta-Analysis. Archives of Gynecology and Obstetrics. 2024;310(4):2101-2114. doi: 10.1007/s00404-024-07675-z. New Research.

Li PS, Peng XM, Niu XX, et al. Efficacy of Acupuncture for Endometriosis-Associated Pain: A Multicenter Randomized Single-Blind Placebo-Controlled Trial. Fertility and Sterility. 2023;119(5):815-823. doi: 10.1016/j. fertnstert.2023.01.034.

Mira TAA, Buen MM, Borges MG, Yela DA, Benetti-Pinto CL. Systematic Review and Meta-Analysis of Complementary Treatments for Women With Symptomatic Endometriosis. International Journal of Gynaecology and Obstetrics: The Official Organ of the International Federation of Gynaecology and Obstetrics. 2018;143(1):2-9. doi: 10.1002/ijgo.12576.

Wang Y, Coyle ME, Hong M, et al. Acupuncture and Moxibustion for Endometriosis: A Systematic Review and Analysis. Complementary Therapies in Medicine. 2023;76:102963. doi: 10.1016/j.ctim.2023.102963.

Xu Y, Zhao W, Li T, et al. Effects of Acupuncture for the Treatment of Endometriosis-Related Pain: A Systematic Review and Meta--Analysis. PloS One. 2017;12(10):e0186616. doi: 10.1371/ journal.pone.0186616.

CAPÍTULO 12

Carbone MG, Campo G, Papaleo E, Marazziti D, Maremmani I. The Importance of a Multi-Disciplinary Approach to the Endometriotic Patients: The Relationship Between Endometriosis and Psychic Vulnerability. Journal of Clinical Medicine. 2021;10(8):1616. doi: 10. 3390/jcm10081616.

Gao M, Koupil I, Sjöqvist H, et al. Psychiatric Comorbidity Among Women With Endometriosis: Nationwide Cohort Study in Sweden. American Journal of Obstetrics and Gynecology. 2020;223(3):415. e1-415. e16. doi: 10.1016/j. ajog.2020.02.033.

Hassam, T., Kelso, E., Chowdary, P., Yisma, E., Mol, B. W., & Han, A. (2020). Sexual assault as a risk factor for gynaecological morbidity: An exploratory systematic review and meta-analysis. *European journal of obstetrics, gynecology, and reproductive biology, 255*, 222–230. https://doi.org/10.1016/j.ejogrb.2020.10.038.

Lippard, E. T. C., & Nemeroff, C. B. (2023). The Devastating Clinical Consequences of Child Abuse and Neglect: Increased Disease Vulnerability and Poor Treatment Response in Mood Disorders. *The American journal of psychiatry, 180*(8), 548–564. https://doi.org/10.1176/appi.ajp.19010020.

Pszczołowska M, Walczak K, Kołodziejczyk W, et al. Understanding Deep Endometriosis: From Molecular to Neuropsychiatry Dimension. International Journal of Molecular Sciences. 2025;26(2):839. doi: 10. 3390/ijms26020839. New Research.

Schwab R, Stewen K, Ost L, et al. Predictors of Psychological Distress in Women With Endometriosis During the COVID-19 Pandemic. International Journal of Environmental Research and Public Health. 2022;19(8):4927. doi: 10. 3390/ijerph19084927.

Zippl AL, Reiser E, Seeber B. Endometriosis and Mental Health Disorders: Identification and Treatment as Part of a Multimodal

Approach. Fertility and Sterility. 2024;121(3):370-378. doi: 10.1016/j. fertnstert.2023.12.033. New Research.

CAPÍTULO 13

Abulughod N, Valakas S, El-Assaad F. Dietary and Nutritional Interventions for the Management of Endometriosis. Nutrients. 2024;16(23):3988. doi: 10. 3390/nu16233988. New Research.

Carbone MG, Campo G, Papaleo E, Marazziti D, Maremmani I. The Importance of a Multi-Disciplinary Approach to the Endometriotic Patients: The Relationship Between Endometriosis and Psychic Vulnerability. Journal of Clinical Medicine. 2021;10(8):1616. doi: 10. 3390/jcm10081616.

Cuffaro F, Russo E, Amedei A. Endometriosis, Pain, and Related Psychological Disorders: Unveiling the Interplay Among the Microbiome, Inflammation, and Oxidative Stress as a Common Thread. International Journal of Molecular Sciences. 2024;25(12):6473. doi: 10. 3390/ijms25126473. New Research.

Desai J, Strong S, Ball E. Holistic Approaches to Living Well With Endometriosis. F1000Research. 2024;13:359. doi: 10.12688/f1000research.142586.2. New Research.

Lalla AT, Onyebuchi C, Jorgensen E, Clark N. Impact of Lifestyle and Dietary Modifications for Endometriosis Development and Symptom Management. Current Opinion in Obstetrics & Gynecology. 2024;36(4):247-254. doi: 10.1097/GCO.0000000000000969. New Research.

van Stein K, Schubert K, Ditzen B, Weise C. Understanding Psychological Symptoms of Endometriosis From a Research Domain Criteria Perspective. Journal of Clinical Medicine. 2023;12(12):4056. doi: 10. 3390/jcm12124056.

Zippl AL, Reiser E, Seeber B. Endometriosis and Mental Health Disorders: Identification and Treatment as Part of a Multimodal

Approach. Fertility and Sterility. 2024;121(3):370-378. doi: 10.1016/j.fertnstert.2023.12.033. New Research.

CAPÍTULO 14

Bonavina G, Taylor HS. Endometriosis-Associated Infertility: From Pathophysiology to Tailored Treatment. Frontiers in Endocrinology. 2022;13:1020827. doi: 10. 3389/fendo.2022.1020827.

Corachán A, Pellicer N, Pellicer A, Ferrero H. Novel Therapeutic Targets to Improve IVF Outcomes in Endometriosis Patients: A Review and Future Prospects. Human Reproduction Update. 2021;27(5):923-972. doi: 10.1093/humupd/dmab014. Leading Journal.

Colombi I, Ginetti A, Cannoni A, et al. Combine Surgery and in Vitro Fertilization (IVF) in Endometriosis-Related Infertility: When and Why. Journal of Clinical Medicine. 2024;13(23):7349. doi: 10. 3390/jcm13237349. New Research.

Falcone T, Flyckt R. Clinical Management of Endometriosis. Obstetrics and Gynecology. 2018;131(3):557-571. doi: 10.1097/AOG.0000000000002469.

Hamilton KM, VanHise K, Truong MD, Wright KN, Siedhoff MT. Surgical Management of Endometriosis to Optimize Fertility. Current Opinion in Obstetrics & Gynecology. 2023;35(4):389- 394. doi: 10.1097/GCO.0000000000000876.

Surrey ES. Endometriosis-Related Infertility: The Role of the Assisted Reproductive Technologies. BioMed Research International. 2015;2015:482959. doi: 10.1155/2015/482959.

Tanbo T, Fedorcsak P. Endometriosis-Associated Infertility: Aspects of Pathophysiological Mechanisms and Treatment Options. Acta Obstetricia Et Gynecologica Scandinavica. 2017;96(6):659-667. doi: 10.1111/aogs.13082.

CAPÍTULO 15

Koenig H. G. (2012). Religion, spirituality, and health: the research and clinical implications. *ISRN psychiatry, 2012*, 278730. https://doi.org/10.5402/2012/278730.

Newberg, A., d'Aquili, E., & Rause, V. (2014). *Why God Won't Go Away:* Brain Science and the Biology of Belief. [S.l.]: Random House Publishing Group, 2002.

Pargament, K. I., Falb, M. D., Ano, G. G., & Wachholtz, A. B. (2013). The religious dimension of coping: Advances in theory, research, and practice. In R. F. Paloutzian & C. L. Park (Eds.), *Handbook of the psychology of religion and spirituality* (2nd ed., pp. 560–579). The Guilford Press.

CAPÍTULO 16

Alternative Therapies in Health and Medicine. 2025;31(1):94-100.

Allaire C, Long AJ, Bedaiwy MA, Yong PJ. Interdisciplinary Teams in Endometriosis Care. Seminars in Reproductive Medicine. 2020;38(2-03):227-234. doi: 10.1055/s-0040-1718943.

Dong LF, Liu W, Shi LY, et al. The Effect of Perioperative Comprehensive Nursing on Patients Undergoing Ovary Endometriosis Laparoscopic Surgery.

Fang QY, Campbell N, Mooney SS, Holdsworth-Carson SJ, Tyson K. Evidence for the Role of Multidisciplinary Team Care in People With Pelvic Pain and Endometriosis: A Systematic Review. The Australian & New Zealand Journal of Obstetrics & Gynaecology. 2024;64(3):181-192. doi: 10.1111/ajo.13755.

CAPÍTULO 17

Abulughod N, Valakas S, El-Assaad F. Dietary and Nutritional Interventions for the Management of Endometriosis. Nutrients. 2024;16(23) 3988. doi: 10. 3390/nu16233988. New Research.

Cassani C, Tedeschi S, Cucinella L, et al. Menopause and Endometriosis. Maturitas. 2024;190:108129. doi: 10.1016/j. maturitas.2024.108129. New Research.

Molina A, Carter A, Alexander L, Davé A, Riley K. Holistic Approach to Care for Patients With Endometriosis. Current Opinion in Obstetrics & Gynecology. 2024;36(4):266-272. doi: 10.1097/GCO.0000000000000970. New Research.

Vallée A, Carbonnel M, Ceccaldi PF, Feki A, Ayoubi JM. Postmenopausal Endometriosis: A Challenging Condition Beyond Menopause. Menopause (New York, N. Y.). 2024;31(5):447-456. doi: 10.1097/GME.0000000000002338. New Research.

Vallée A, Carbonnel M, Ceccaldi PF, Feki A, Ayoubi JM. Endometriosis and Menopause-Management Strategies Based on Clinical Scenarios. xActa Obstetricia Et Gynecologica Scandinavica. 2023;102(10):1323- 1328. doi: 10.1111/aogs.14583.

Türkoğlu İ, Sacinti KG, Panattoni A, et al. Eating for Optimization: Unraveling the Dietary Patterns and Nutritional Strategies in Endometriosis Management. Nutrition Reviews. 2024;: nuae120. doi: 10.1093/nutrit/nuae120. Leading Journal New Research.

CAPÍTULO 18

Arena A, Degli Esposti E, Pazzaglia E, et al. Not All Bad Comes to Harm: Enhanced Recovery After Surgery for Rectosigmoid Endometriosis. Journal of Minimally Invasive Gynecology. 2024;31(1):49-56. doi: 10.1016/j. jmig.2023.10.011.

Csirzó, Á., Kovács, D. P., Szabó, A., Fehérvári, P., Jankó, Á., Hegyi, P., Nyirády, P., Sipos, Z., Sára, L., Ács, N., Szabó, I., & Valent, S.

(2024). Robot-assisted laparoscopy does not have demonstrable advantages over conventional laparoscopy in endometriosis surgery: a systematic review and meta-analysis. Surgical endoscopy, 38(2), 529–539. https://doi.org/10.1007/s00464-023-10587-9.

Carey ET, Moulder JK. Perioperative Management and Implementation of Enhanced Recovery Programs in Gynecologic Surgery for Benign Indications. Obstetrics and Gynecology. 2018;132(1):137-146. doi: 10.1097/AOG.0000000000002696.

Ju, W., Myung, S. K., Kim, Y., Choi, H. J., Kim, S. C., & Korean Meta-Analysis Study Group (2009). Comparison of laparoscopy and laparotomy for management of endometrial carcinoma: a meta-analysis. International journal of gynecological cancer : official journal of the International Gynecological Cancer Society, 19(3), 400–406. https://doi.org/10.1111/IGC.0b013e3181a1caf8.

O'Neill AM, Calpin GG, Norris L, Beirne JP. The Impact of Enhanced Recovery After Gynaecological Surgery: A Systematic Review and Meta-Analysis. Gynecologic Oncology. 2023;168:8-16. doi: 10.1016/j. ygyno.2022.10.019.

Pivano A, Pauly V, Pirro N, et al. Enhanced Recovery After Posterior Deep Infiltrating Endometriosis Surgery: A National Study. Fertility and Sterility. 2022;117(2):376-383. doi: 10.1016/j. fertnstert.2021.10.014.

Robot-Assisted Surgery for Noncancerous Gynecologic Conditions: ACOG COMMITTEE OPINION, Number 810. Obstetrics and Gynecology. 2020;136(3):e22-e30. doi: 10.1097/AOG.0000000000004048.

Song Z, Li S, Luo M, et al. Assessing the Role of Robotic Surgery Versus Laparoscopic Surgery in Patients With a Diagnosis of Endometriosis: A Meta-Analysis. Medicine. 2023;102(50):e33104. doi: 10.1097/MD.0000000000033104.

Soto E, Luu TH, Liu X, et al. Laparoscopy vs. Robotic Surgery for Endometriosis (LAROSE): A Multicenter, Randomized, Controlled

Trial. Fertility and Sterility. 2017;107(4):996-1002. e3. doi: 10.1016/j. fertnstert.2016.12.033.

Surgery: A Systematic Review and Meta-Analysis. Surgical Endoscopy. 2024;38(2):529-539. doi: 10.1007/s00464-023-10587-9.

TOUCHSTONE INTERNATIONAL MEDICAL SCIENCE CO. LTD. Modelo de instruções de uso: ELC – Endo Grampeador Linear Cortante e Cargas. Suzhou, China; importado e distribuído por Laboratórios B. Braun S/A, São Gonçalo/RJ, Brasil. Registro ANVISA nº 80136990959. [s.d.].

Yu, Huaying & Chen, Jianmin & Wang, Jieyu & Hong, Fang & Zhang, Songying & Xin, Liaobing. (2025). Ovarian reserve and IVF/ICSI outcomes after various laparoscopic approaches in infertility patients with endometriomas and suspected compromised ovarian reserve: A retrospective study. International Journal of Gynecology & Obstetrics. n/a-n/a. 10.1002/ijgo.70168.

CAPÍTULO 19

Abo C, Moatassim S, Marty N, et al. Postoperative Complications After Bowel Endometriosis Surgery by Shaving, Disc Excision, or Segmental Resection: A Three-Arm Comparative Analysis of 364 Consecutive Cases. Fertility and Sterility. 2018;109(1):172-178. e1. doi: 10.1016/j. fertnstert.2017.10.001.

Bendifallah S, Puchar A, Vesale E, et al. Surgical Outcomes After Colorectal Surgery for Endometriosis: A Systematic Review and Meta-Analysis. Journal of Minimally Invasive Gynecology. 2021;28(3):453-466. doi: 10.1016/j. jmig.2020.08.015.

Hudelist G, Korell M, Burkhardt M, et al. Rates of Severe Complications in Patients Undergoing Colorectal Surgery for Deep Endometriosis-a Retrospective Multicenter Observational Study. Acta Obstetricia Et Gynecologica Scandinavica. 2022;101(10): 057-1064. doi: 10.1111/aogs.14418.

Lecointre L, Buttignol M, Faller E, et al. Urological Procedures Performed by Gynecologists: Activity Profile in a Gynecological Surgery Department, 10-Year Observation Cohort. European Journal of Obstetrics, Gynecology, and Reproductive Biology. 2023;288: 204-210. doi: 10.1016/j. ejogrb.2023.07.015.

Oliveira MA, Pereira TR, Gilbert A, et al. Bowel Complications in Endometriosis Surgery. Best Practice & Research. Clinical Obstetrics & Gynaecology. 2016;35:51-62. doi: 10.1016/j. bpobgyn.2015.11.002.

Roman, H., Bridoux, V., Merlot, B., Resch, B., Chati, R., Coget, J., Forestier, D., & Tuech, J. J. (2020). Risk of bowel fistula following surgical management of deep endometriosis of the rectosigmoid: a series of 1102 cases. Human reproduction (Oxford, England), 35(7), 1601–1611. https://doi.org/10.1093/humrep/deaa131.

Weyl A, Sevy V, Lepage B, et al. Study of Postoperative Complications After the Implementation of a Multidisciplinary Care Pathway for Patients With Digestive Endometriosis. Archives of Gynecology and Obstetrics. 2023;307(5):1459-1468. doi: 10.1007/ s00404-022-06899-1.

CAPÍTULO 20

Aredo JV, Heyrana KJ, Karp BI, Shah JP, Stratton P. Multidisciplinary approach to the treatment of chronic pelvic pain in women. Curr Opin Obstet Gynecol. 2017; 29 (6):359-365.

Gupta J, Cardoso LR, Missmer SA, Laufer MR. Reassessing medical treatment for endometriosis: Time for a paradigm shift. J Clin Endocrinol Metab. 2021; 106(6):e2228-e2241.

Marwaha, S., Palmer, E., Suppes, T., Cons, E., Young, A. H., & Upthegrove, R. (2023). Novel and emerging treatments for major depression. *Lancet (London, England)*, *401*(10371), 141–153. https://doi.org/10.1016/S0140-6736(22)02080-3.

Morotti M, Vincent K, Becker CM. Mechanisms of pain in endometriosis. Eur J Obstet Gynecol Reprod Biol. 2017; 209: 8-13.

Meuleman C, Vandenabeele B, Fieuws S, et al. High prevalence of endometriosis in infertile women with normal ovulation and normospermic partners. Hum Reprod. 2009; 24(6):1419-1428.

Nnoaham KE, Hummelshoj L, Webster P, et al. Impact of endometriosis on quality of life and work productivity: a multicenter study across ten countries. Fertil Steril. 2011; 96(2):366-373.

Parreira, Rita; Parreira, Felipe; Matiles, Renata Santana; Silva, Gustavo Henrique de Melo da; MOL, Elis Campos. Dor crônica e suas implicações como doença. *Pensar Acadêmico*, Manhuaçu, v. 21, n. 4, p. 1172–1189, 10 abr. 2023.

Stratton P, Berkley KJ. Chronic pelvic pain and endometriosis: translational evidence of the relationship and implications. Hum Reprod Update. 2011;17(3):327-46.

Surrey E, Soliman AM, Johns B, et al. Impact of endometriosis on work productivity and healthcare utilization: a cross-sectional survey of U. S. women. J Med Econ. 2019; 22(6):555-564.

Vercellini P, Buggio L, Frattaruolo MP, Borghi A, Dridi D, Somigliana E. Medical treatment of endometriosis-related pain. Best Pract Res Clin Obstet Gynaecol. 2018; 51:68-91.

FONTE Abolition, Crimson Pro, DIN
PAPEL Pólen Natural 80g/m²
IMPRESSÃO Paym

FSC
www.fsc.org
MISTO
Papel produzido a partir de fontes responsáveis
FSC® C133282